第６章［症例］の実際画像

［症例１］アトピー性皮膚炎と水疱瘡のケース

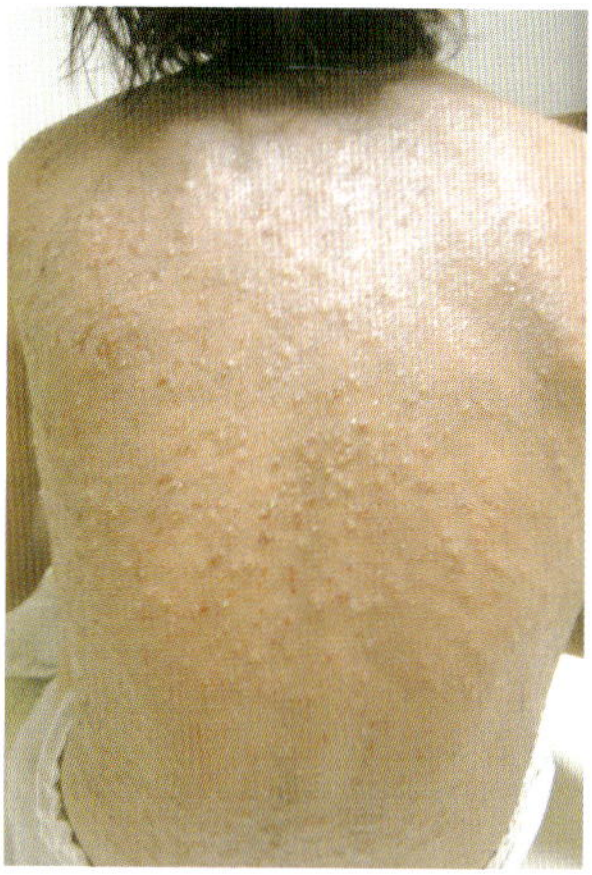

A

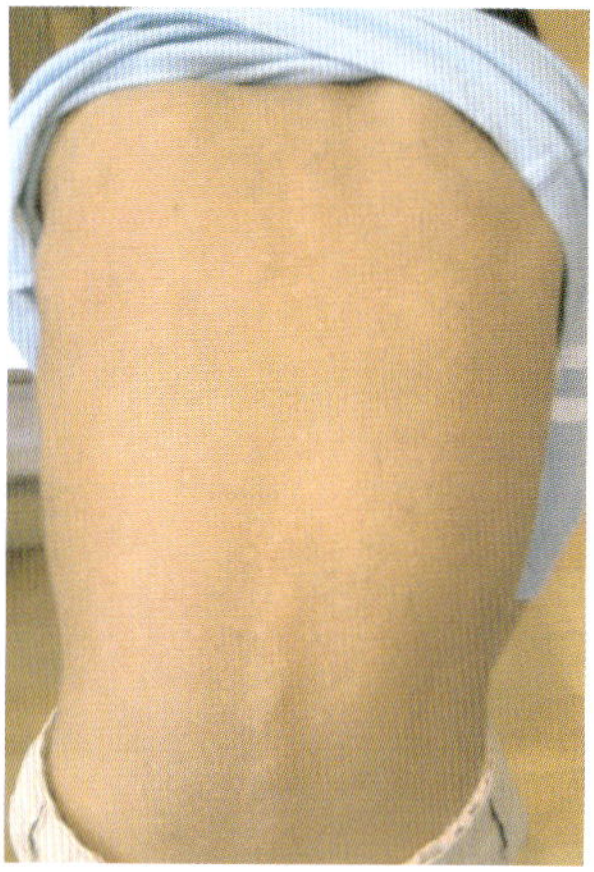

B

［症例２］アトピー性皮膚炎と食物アレルギーのケース

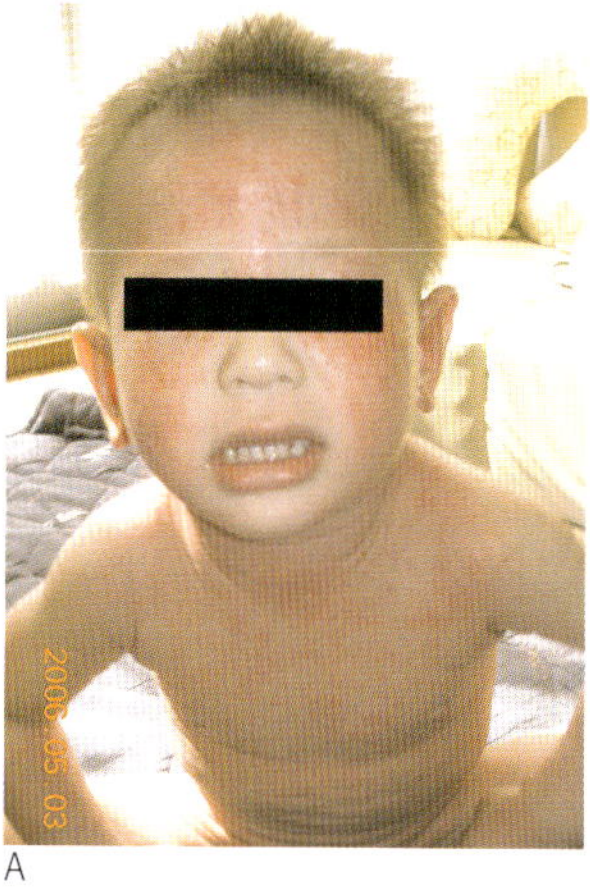

A

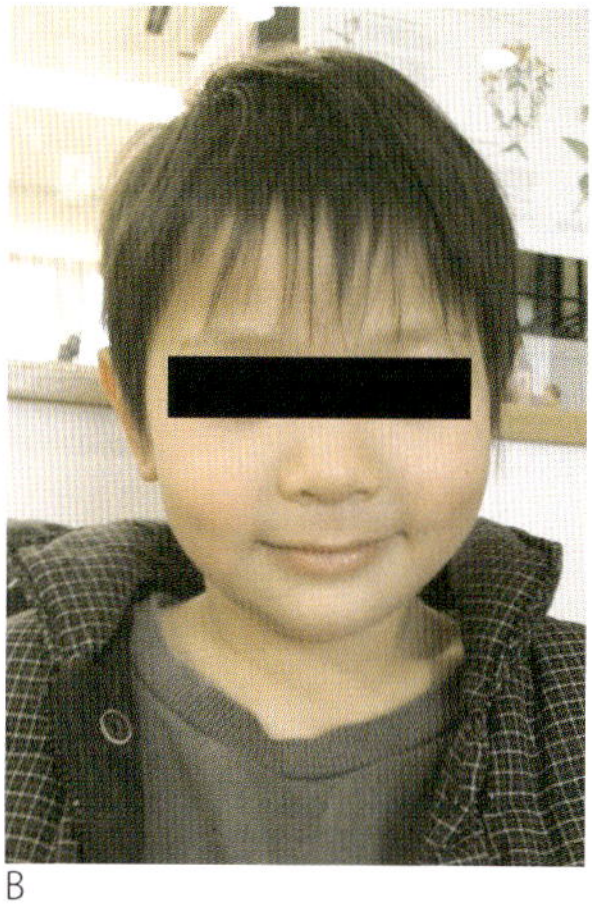

B

［症例 3］ アトピー性皮膚炎と食物アレルギーのケース

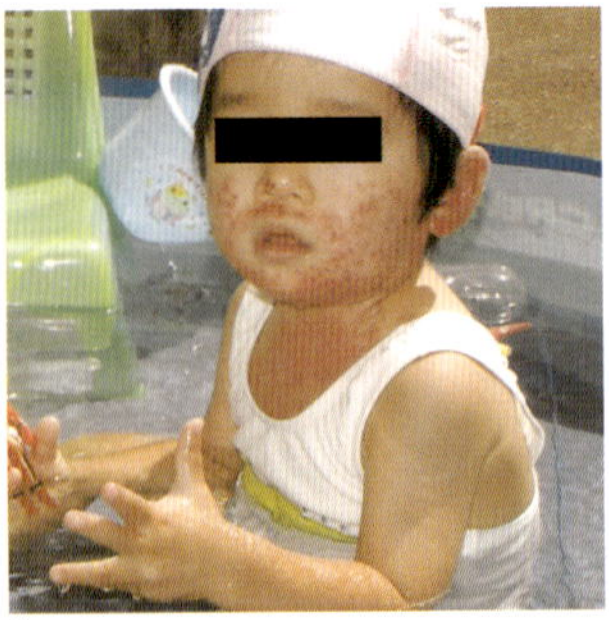

A

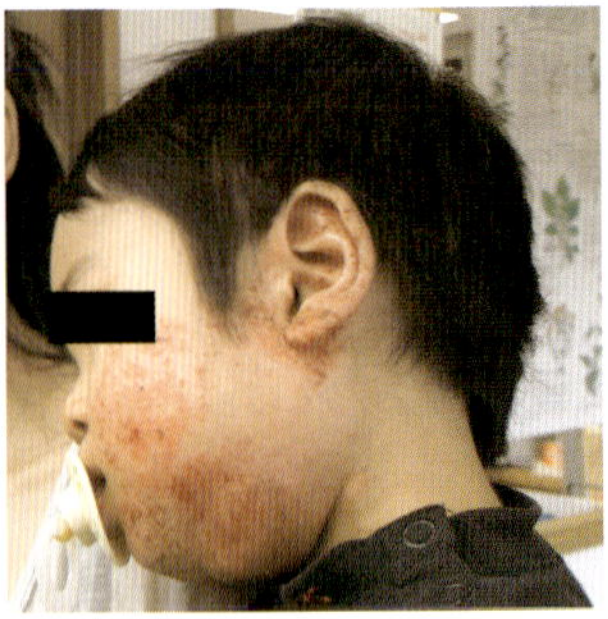

B

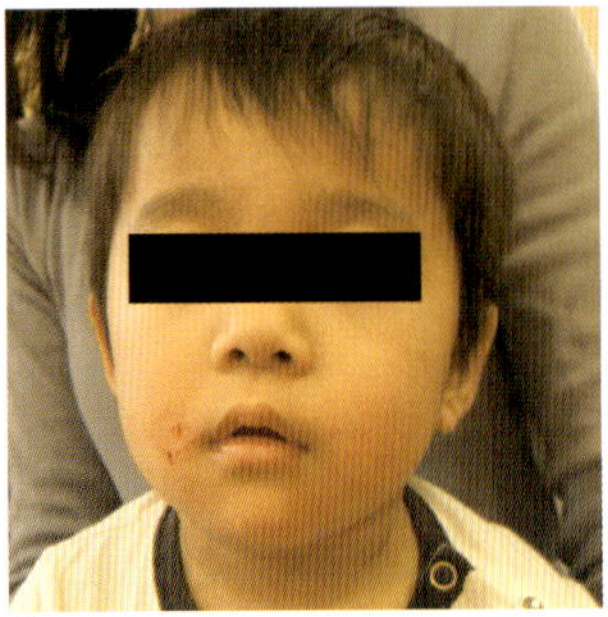

C

［症例 4］ 風疹のケース

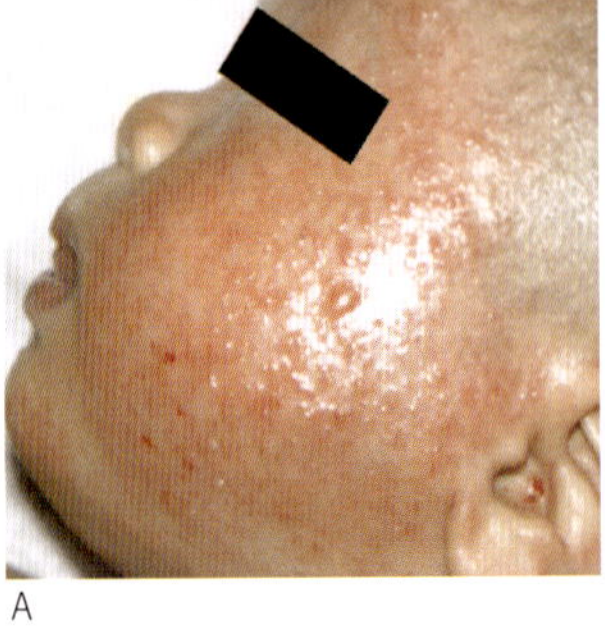

A

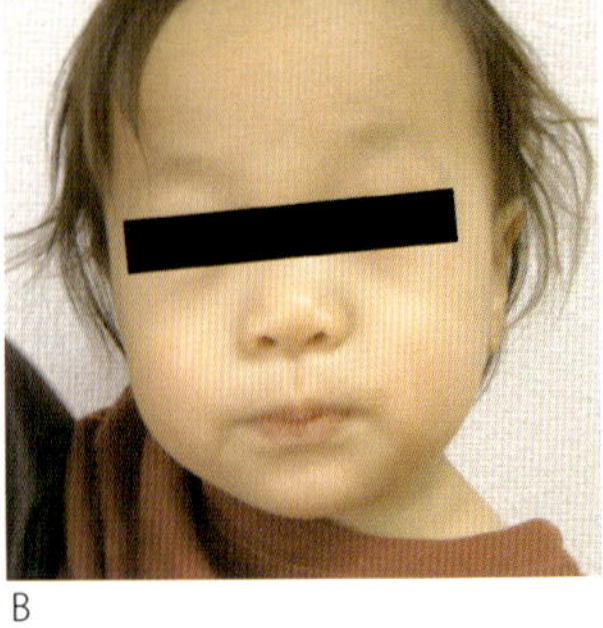

B

［症例 6］アトピー性皮膚炎と予防接種（DTP、BCG、麻疹）のケース

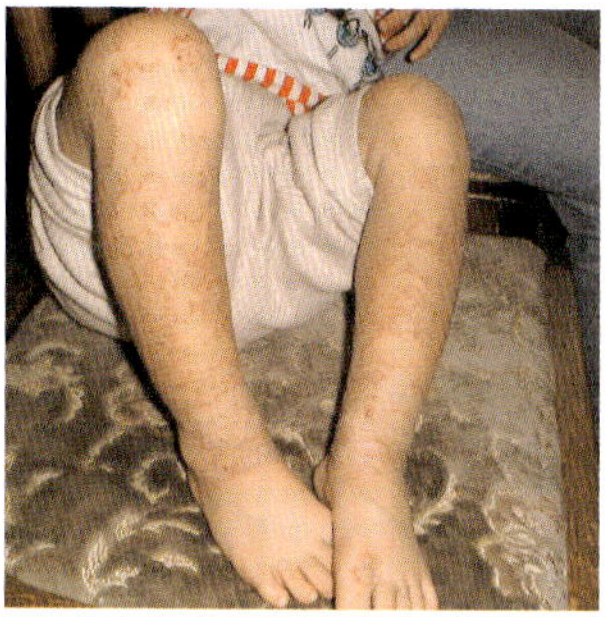
A

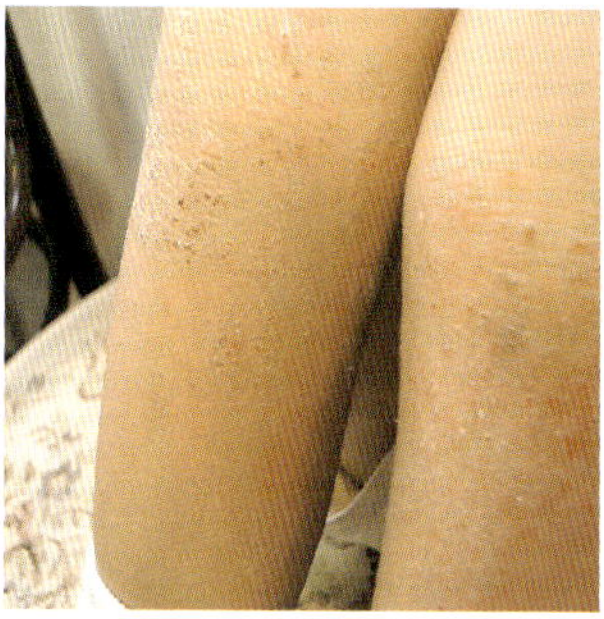
B

［症例 7］頬が真っ赤になった赤ん坊のケース（BCG）

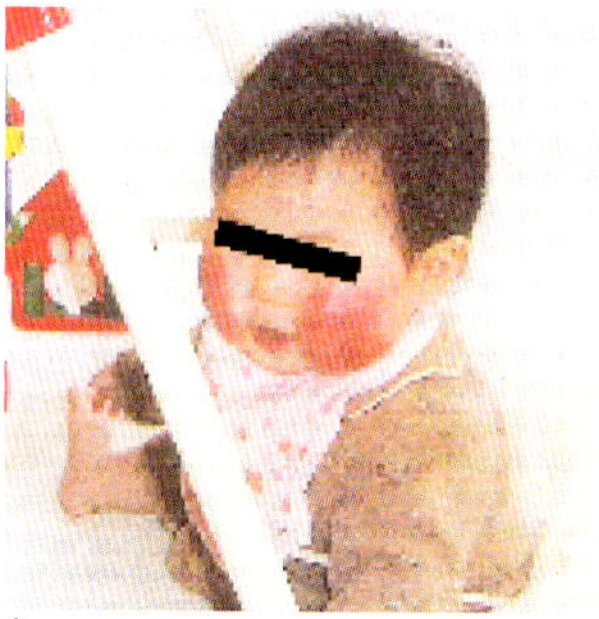
A

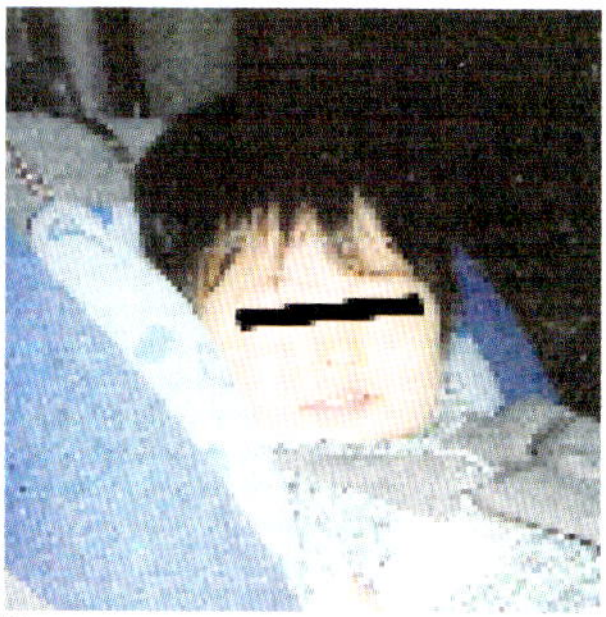
B

［症例 8］草負けによるじんましんとインフルエンザ、BCG のケース

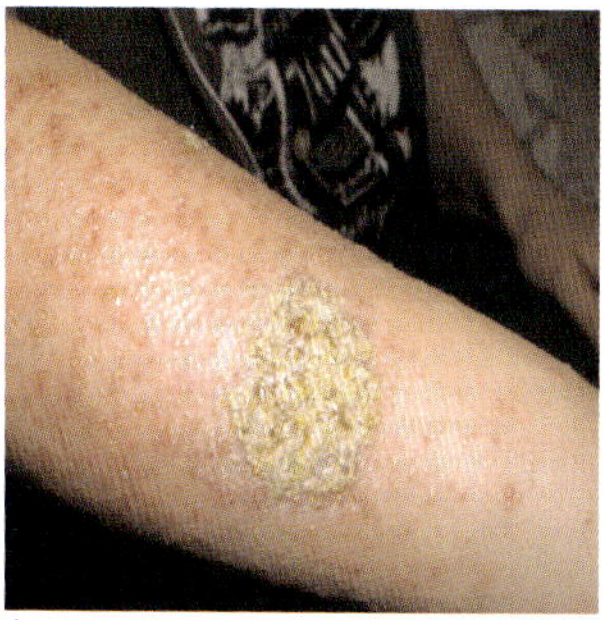
A

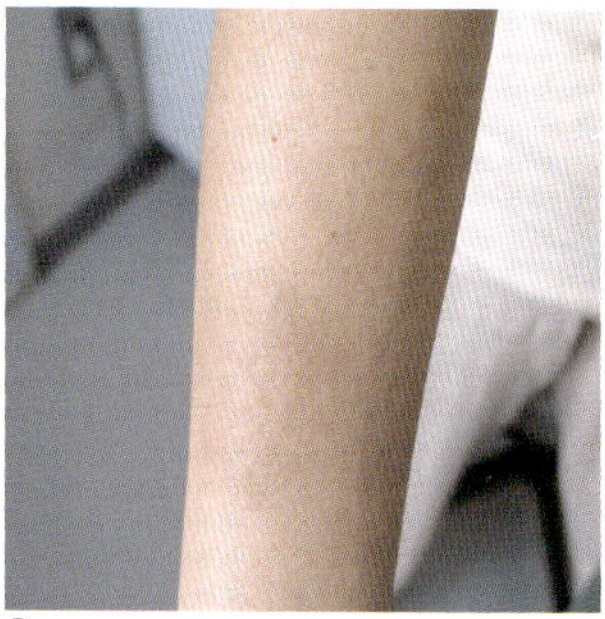
B

［症例 10］ペットのケース

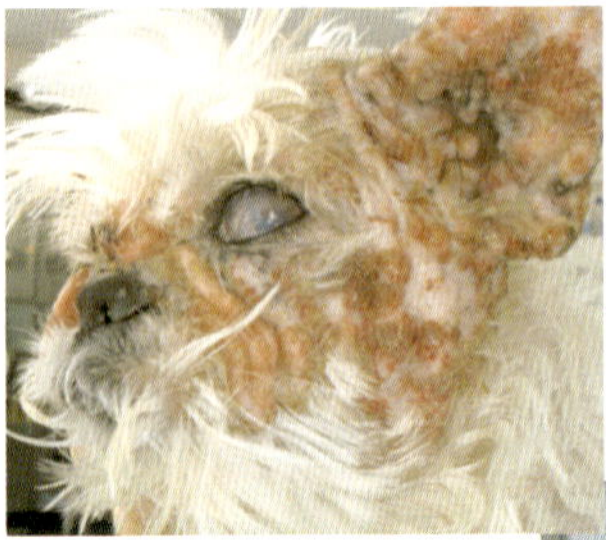

A 2006.2.2

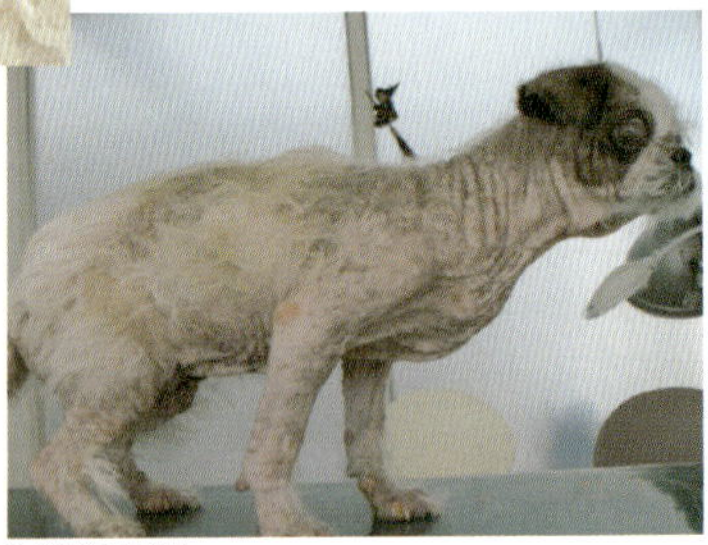

B 2006.3.21

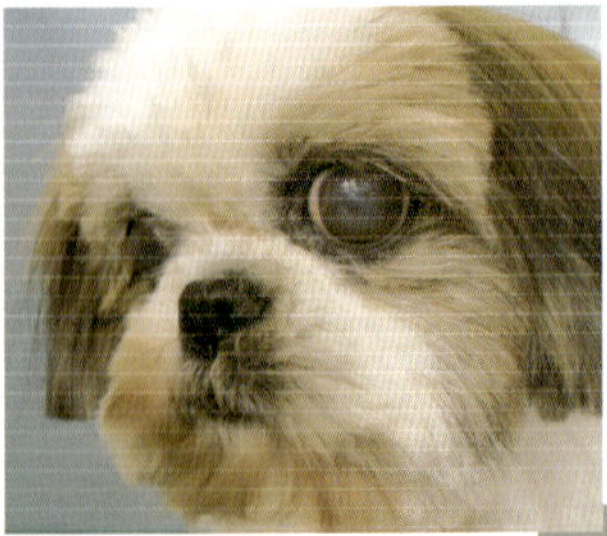

C 2006.12.22

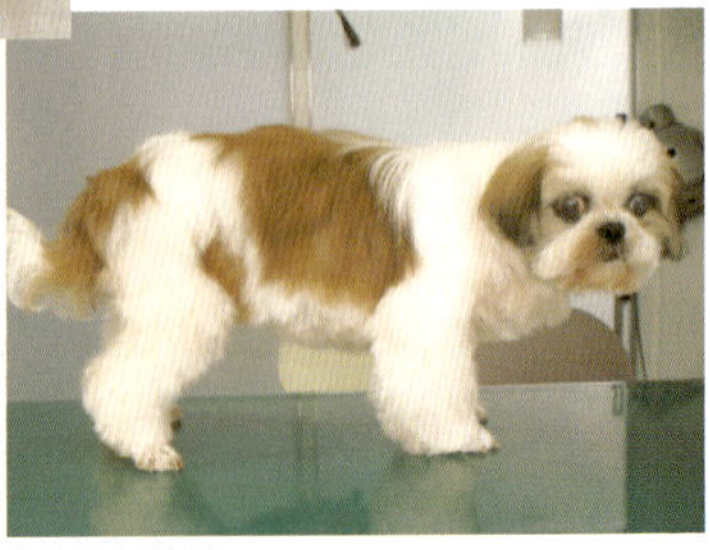

D 2006.12.22

予防接種トンデモ論

病原体はありがたい！
子どものかかる病気はありがたい！

由井寅子

ホメオパシー出版

まえがき

「予防接種はすばらしい！　これぞ人類の英知であり、医学の勝利である！」

ほとんどの人の予防接種に対するイメージは、このような感じではないでしょうか？　しかし、ちょっと待ってください。それは本当でしょうか？　もしそれが全くの正反対だとしたら……。予防接種をすることで、アレルギー、アトピー、ぜんそくになる体質がつくられるとしたら……。

「抗体価は免疫を獲得した証であり、抗体形成を刺激する予防接種は、免疫を獲得するすばらしい方法である」と誰もが信じています。しかし、それは本当でしょうか？　もし抗体価が免疫を獲得した証どころか、逆に免疫が低下している証だとしたら……。

「予防接種をすると、子どものかかる病気などの感染症を予防することができる」といわれています。しかし、それは本当でしょうか？　もし予防しているのではなく、感染しても発症できない状態（慢性状態）にしているだけだとしたら……。

「予防接種の副反応のリスクはとても低い」といわれています。しかし、それは本当でしょうか？　もし、国や地方自治体、医師などが、皆でもみ消しているだけだとしたら……。

子どものかかる病気は危険であり、避けることが大切であると誰もが信じています。しかし、ちょっと待ってください。それは本当でしょうか？　もし子どものかかる病気には意味があり、健康になるために必要な排泄であると同時に、免疫を獲得するための学習教材だとしたら……。また、心のこだわりや遺伝的負荷を解放し、その後の人生を楽に生きるためにかかりきることが大切だとしたら……。

熱、発疹、咳などの症状はよくないものであり、薬で抑えるべきものと皆が思っています。しかし、それは本当でしょうか？　もし、熱、発疹、咳などの症状がとてもありがたいものだとしたら……。

「病原体は外からやってきて、私たちを襲うものである」と誰もが思い、病原体を避けています。しかし、それも本当でしょうか？　もし病原体が、本当は私たちの内部に溜まった体毒を排泄するために感染するとしたら……。

そして、牛痘接種法の発明者、エドワード・ジェンナーが晩年、牛痘ワクチンを発明したことを後悔していたとしたら……。「細菌説」を唱え、病気の原因を病原体に求めたルイ・パスツールが死の間際、自説の間違いを認めていたとしたら……。

まさかとお思いでしょうが、その答えはこの本を最後まで読むあいだに見つかるはずです。そして、自分なりに考えてみていただきたいのです。一体何が真実なのかを。

人は信念で成り立っています。その人を知るということは、その人が何を信じたか、信じ込まされたかを知るということです。そして、信じることが変わるとき、人も変わります。

私は皆さんを説得して信念を変えさせようとは思っていません。ただ、ホメオパス（ホメオパシー療法家）として活動することを通して、私が見た事実、経験した事実、隠された真実を知っていただきたいのです。そしてそのあとは、皆さんがそれぞれに考えてほしいと思います。

皆さんの考えが変わるかどうかはわかりませんが、信念が変わるとき、大なり小なり抵抗があるでしょう。抵抗が大きいときは苦しいものです。その苦しさゆえに、自分を変える代わりに自分を守るため、事実を言う者に攻撃的になる場合もあるかもしれません。しかし、真実は一つしかありません。勇気をもって、あなたが変わるきっかけになることを願っています。

目次

第4章　予防接種の歴史

第5章　ワクチンに含まれる有害物質

第６章　予防接種病の症例と解説

第7章　各小児病と予防接種の問題点

第8章　ホメオパシー的予防

序章

２００7年3月20日、「予防接種は果たして有効か？　その答えは？」というテーマで、「第1回ホメオパシー医学国際シンポジウム」（日本ホメオパシー医学協会〈ＪＰＨＭＡ〉＆ロイヤル・アカデミー・オブ・ホメオパシー〈ＲＡＨ〉主催）が京都で開催されました。

その前日、私は英国で活躍しているホメオパスのトレバー・ガンとともに京都へ向かいました。お彼岸だというのに肌寒く、比叡山には雪が積もっていました。

そして当日、朝起きて窓から外を見ると、小さな雪の結晶が舞い上がりながら朝日に照らされ、キラキラと光る薄いカーテンが一面にそよいでいるかのように見えたのです。その向こうには琵琶湖が水面を輝かせ、すべてが光に包まれていました。その美しさに感動するなか、私は２００1年にトレバーとともに伊豆へ行った際、同じように輝く海に架かったとても美しい二重の虹を見て、これから日本で起こることの善きさきがけとして、祝福されているかのように感じたことを思い出していました。このとき予防接種の真実をトレバーから学び、それが講義録というかたちで本になり、それは私の予感どおり、多くの人々に影響を与えることになりました（「参考図書」参照）。

再び私は、今日が大切な日になることを予感しながら、新たな決意を胸に誓ったのです。「予防接種によって多くの子どもたちが苦しみ、人々の免疫が低下し続けている。もう手の施しようがなくなってしまう前に、事実を見てきた私たちホメオパスが、その事実を話さなければならない。ホメオパスは、予防接種による医原病を治癒へと導く術をもち、予防接種に代わる予防の術をもち、感染症にかかった場合でも治癒へと導く術をもち、さらに、予防接種がいかに悪影響を及ぼすものであるかを証明できる臨床経験ももっているではないか。私たちホメオパスが予防接種に反対しないで誰がやるのだろうか、率先してやらなければならない」と。

そして、シンポジウムで私は、アトピー、自閉症、癌などのケースを写真と映像を交えて発表しました。自分の分担が終わり、「これで予防接種の怖さをしっかりわかってもらえただろう」とほっとして、次の発表者である藤井俊介氏にバトンタッチしました。

藤井氏は予防接種情報センター代表で、全国予防接種被害者の会連絡協議会事務局長を長年務められ、予防接種被害者の救済に尽力されてきた方ですが、お子さんが予防接種の害により重度の小児麻痺になり、長いあいだ、国と闘い続け、80歳を過ぎているにもかかわらず、その顔は円満で苦渋のあとさえ見られません。

そして藤井氏の発表により、私の症例よりはるかに重症の予防接種被害者がいる現実を突きつけられ、私は大きな衝撃を受けたのです。

大人になっても立つこともできない男性、その横で老いた母親が口にご飯を入れている姿、てんかん発作を起こし全身けいれんで倒れている女性、言葉を発することができない若者。自分の体調の悪さをきちんと医師に伝えられなかったために予防接種を打たれ目が見えなくなった女の子は、自分が悪いのだとぼろぼろと泣き崩れています。お母さんたちが一様に、「この子によかれと思ってしたことがこのようになろうとは、悔やんでも悔やみきれない」と嘆いている映像を目の当たりにしたのです。これこそが予防接種被害の重度ワクチン病なのです。私のところへ歩いて相談にくることのできた人は、まだまだ重症ではなかったのだという事実を突きつけられました。

親は子によかれと思い予防接種をして重度の障害を招いてしまい、どれほど自分を責めたことか、また重症な子どもを残して先に死ななければならないことはどれほどつらいことか、映像からひしひしと伝わってきました。このワクチン病被害の実態を伝える映像は私たちの胸にじかに訴えかけ、涙が出て止まりませんでした。まわりを見わたすと皆一様に泣いていました。私たちはホメオパスとして、予防接種の被害を相談会を通して知っていたにもかかわらず、事実ははるかに深刻であったのです。

ホメオパシーの創始者ハーネマンが、当時の医療に反対したように、たとえ日本の中で、いや世界の中で少数派だとしても、私たちホメオパスが勇気を出して相談会の現場で目の当たりにした事実を公言していくことが、人類の未来のために大切なことだと私は決意しました。それには、ワクチン病に対応できるプロフェッショナル・ホメオパス*が育っていかなければなりません。なぜならば、体の中に入る人工毒の代表は、皮下注射で直接血液中に毒が入る、予防接種にほかならないからです。

＊プロフェッショナル・ホメオパス……ホメオパス職業団体（職業保険の成立しているホメオパス職業団体）が認定する、プロのホメオパシー療法家。

第1章
私と予防接種のかかわり

予防接種はすばらしい？

これから予防接種の話をしていきますが、皆さんは予防接種にどのようなイメージをもっていらっしゃるでしょうか。きっと多くの方々は、予防接種を「すばらしいもの」と思っているのではないでしょうか。とんでもなくすばらしいもので、人類の英知の成果であり、現代医学の輝かしい勝利というイメージで、予防接種をとらえている方がほとんどでしょう。事実、過去に天然痘撲滅宣言が大々的に喧伝されたように、予防接種は現代医学の勝利の象徴として、神話にまで高められています。私も昔はそう思っていました。かつてテレビでは、予防接種によって天然痘が撲滅したというコマーシャルが繰り返し流れていたものです。

さらに、予防接種を「なくてはならないもの」と信じている方々もとても多いでしょう。特に、生まれたばかりの赤ん坊やまだ免疫の弱い子どもに対しては、予防接種をしなければ病気から体を守れないと考えている方々が大半なのではないかと思います。現在の日本では、子どものかかる病気の予防接種は義務ではなく、受けるか受けないかの判断は親の任意となっていますが、それでも予防接種をしないという選択をしようものなら、「何ごとか！　世間に迷惑をかけるつもりか！」という勢いでまわりから責め立てられるような風潮が、非常に根強く生きています。これは、「予防接種をしなければ恐ろしい目にあうんだぞ」「予防接種をしておけば健康は守れるはず」と多くの人々が固く信じているからでしょう。

ですから、そこで私が予防接種は有害だなどというと、「えーっ！」と驚かれるわけです。そして、「何言ってんのー？　この人へーん！」なんて言われてしまうわけです。

しかし私は、これからこの〝とんでもなくすばらしい〟予防接種が、実は〝とんでもなく悪いもの〟であったんだよ、という話をしていきます。いままで正しいと信じていたものが正反対だったというのですから、簡単には受け入れられない方も多くおられることでしょう。いままで常識と思ってきたこととあまりにも違って、頭がある程度柔らかくないと、なかなかなじめないことも出てきます。

たとえば、私はホメオパシー療法の専門家（ホメオパス）ですが、このホメオパシー療法では、排出するのはいいことだ、熱が出ることはありがたい……というふうに、現代医学とは逆の考え方をするものですから、もうそこで拒絶反応が出て「宗教だ！　洗脳される！」などと思われ、話がなかなか伝わらない方がたまにおられます。でも、これから述べていくことは、宗教とか洗脳とかいったたぐいのものではなく、想像でもなく、すべて事実を積み重ねて導き出されたことばかりです。

私たちホメオパスがホメオパシー健康相談会を行う臨床の場で、結局のところ何がこの病気をつくっているのかということを突きつめていくと、原因は予防接種だったというケースが非常に多かったのです。ですからそういった現実を、読者の皆さんに淡々と紹介したいと思っているのです。そして、私なりに考える予防接種のしくみというものをお伝えします。皆さんには、それぞれが自分のスピードでゆっくりと理解し、納得していただけたらよいと思うのです。

薬漬け日本は医原病大国

私は以前、イギリスでホメオパシーのクリニックを開業しておりまして、多くのイギリス人をみていたわけです。その後、日本に戻ってきたのですが、日本では私の出すレメディーではなかなか治癒していきませんでした。イギリスで通用していたものが、なぜか日本ではうまくいかなかったのです。この現実を突きつけられて、私は大いに悩みました。苦しかったです。

いったい何が違うのだろうかと原因を探していくと、臨床における試行錯誤を重ねていくうちに、それが現代医学の治療や予防接種と大きく関係しているということがだんだんわかってきたのです。

日本の国民は、薬剤に対して相当な額のお金を使っています。医療費に占める薬剤費の割合もとても高い。誰もが簡単にステロイド剤を使い、予防接種率は95％にものぼり、しかも繰り返し接種することもよくある、という状況がわかってきました。日本のように皆が予防接種をしたり、薬剤を多量に消費する国は世界でも類をみません。たしかに予防接種に関しては、近年、全世界的に日本と同様かそれ以上の種類と頻度でワクチンを集団接種させる国が多くなっていますが、日本は明治時代から１９９４年までずっと、予防接種が義務であり、何世代も経ているため医原病のふたがぶ厚くなっているのです。実際、このような国はめずらしいのです。２００１年に保険適用になった抗インフルエンザウイルス剤のタミフルなど、生産量の半分以上を日本が買い占めて、１シーズンに５００万人分以上が日本国内に出荷されているといいます。これはすごいことです。

日本人は薬漬けになっていて、それが日本のクライアントがなかなか治癒していかないことと深く関連していることが明確になってきたわけです。イギリス人に通用したレメディーが日本では治癒につながらなかったのは、日本人には医原病というぶ厚い壁があったために、それに邪魔されていたということがわかってきたのです。

私がやっているホメオパシー療法というのは同種療法ですから、あるレメディーを与えて治癒したならば、病気の原因はそのレメディーと同種であるということで、そこから原因が何であるかがわかるわけです。そこで私は、アトピーなど重症の皮膚疾患や、ぜんそく、リウマチなどの慢性症状のあるクライアントにワクチンのレメディーを与えていきました。すると、どんどんよくなっていったのです。これらのケースについては第六章で詳しく紹介しますが、こうした臨床を目の当たりにして、私は現代日本にあふれている深刻な疾患の多くが、予防接種が原因で引き起こされている「医原病」であったのだと確信するに至ったのです。

現代はなぜ、これほどまでにアトピーやぜんそくなどのアレルギーが多くなってしまっているのでしょうか。また自閉症や多動などの発達障害の子どもたちが急増しているのはなぜでしょうか。さらには、癌や自己免疫疾患などの重病人も多く、慢性病を抱える子どもが増えているのはなぜでしょうか。こういった疾患は、予防接種の浸透と比例して広まり、年々その深刻さを増しています。私が日本でホメオパシーの活動を始めてからの12年間は、この巨大な医原病の壁への取り組みの連続だったといえます。これほど医原病に侵されている国民もないのではないでしょうか。私たちホメオパスは、日々、ホメオパシーの相談会を通して数多くの医原病の被害をみています。

本来、予防接種とは、文字どおり病気を予防することを目的としているはずです。しかし実際は、予防接種そのものが大きな害であり、予防接種によって、かかるはずのない病気にかかって苦しんでいる人が数多くいるのです。予防接種とは名ばかりで、本当は病気の〝予約接種〟であったのです。ましてや衛生状態と栄養状態がよくなった今日、子どものかかる病気で命を落とすことはないにもかかわらず、予防という名の病気の埋め込み作業をしているとしたら、これほど愚かなことはありません。

そもそも子どものかかる病気をはじめ、感染症というものは、体内の毒素を浄化するために偉大な自然の一部である病原体の力を借りて生じるものです。それを予防接種で抑圧したとしても、異物や毒素は体内に存在し続け、ワクチンの毒素と相まって、さらに多くの体内毒素を蓄積することになります。そしてそれらを取り込むために組織が癌化したり、細胞が変性して自己免疫疾患などの難病になってしまうのです。

ですから、子どもの成長と健康を心から願うならば、子どもがかかる病気は自然に任せるべきであり、その病気にかかることは、子どもたちが健やかに育つために、「かかる必要がある」ことなのだと理解してほしいのです。もちろん体毒が少ない子どもはかからないこともありますが、どの子どもも何かしらの子どものかかる病気にかかり、体毒を押し出しているのです。これは、7歳までが勝負なのです。また、その病気にかかったときには、ホメオパシーでよりスムーズに、かかりきる、出しきる、治りきることができるのです。

医原病で苦しむ子どもたち、さらには人間以上に医原病で苦しんでいる悲惨なペットや家畜たちを数多くみるにつけ、日本人が日本人本来の生命を取り戻せるようになってほしい、生きとし生けるもののすべてが、自分本来の生命を取り戻すことができるようになってほしいと願わずにはいられません。それを助けてくれる安全な療法として、日本にホメオパシーを広げたい。それが私の最大の願いであり、私の活動を支える原動力となっているのです。そして、私とともに歩む日本ホメオパシー医学協会会員全員の願いなのです。

本書では、予防接種の有効性に異議を唱えるとともに、危険性に警鐘を鳴らし、予防接種に寄せる期待の多くが根拠のない幻想であることを示していきます。これによって、予防接種が一部の人々の利益のために意図的につくりだされた虚構であり、現代医学の勝利の象徴として意図的に利用されたものであることがわかるでしょう。

予防接種の神話が崩壊するとき、私たちの現代医学に対する信頼そのものが根底から崩れることになります。なぜなら予防接種は、現代医薬や現代医学の素晴らしさの象徴として利用され、その正当性を支える最後の砦として存在しているからです。予防すること、症状を抑圧すること、病気を避けること、症状があらわれるのを避けること……、こうした考え方の正当性を予防接種が担っているからこそ、それが間違いとなったとき、すべては根底からひっくり返されてしまうのです。

それはまさに、「症状はありがたい」と人々が理解したときです。皆さんが症状をどのようにとらえるか、病気をどのようにとらえるかの問題です。とらえ方が反転したとき、現代医学・現代医薬の手法であるアロパシーは崩壊し、同時に真の医学であるホメオパシーが浮上するのです。ですから私は、「症状はありがたい」というタイトルをひっさげて、全国を講演して回っています。

合言葉は、「症状はありがたい」。この言葉の中に世の中をひっくり返す力があるのです。皆さん一人ひとりが心の底から「症状はありがたい」と思うようになったとき、おのずと世の中は変わるのです。

いままで善いに違いないと信じきっていたものが、考え方を変えると悪いものへと変化します。そういう劇的なことが、医学の分野で間もなく生じると確信しています。その鍵を握っているのは、いうまでもなくホメオパシーなのです。おそらく近い将来、医学の常識が一気にひっくり返るでしょう。そしてその引き金となるのは予防接種であろうと私は考えています。

第2章

ホメオパシーの理論と哲学

ホメオパシーとは

現代西洋医学とは正反対の考え方

　予防接種がどうして悪いのかということをこれから説明していくわけですが、そのためには、ホメオパシーの考え方を理解していただく必要があります。なぜなら、予防接種に代表される現代医学の手法は、ホメオパシーとは正反対のアロパシーという手法を用いているからです。そこで最初に、ホメオパシーがどういう療法であるのかについて簡単に説明します。

　ホメオパシーは、いまから２００年前にドイツの医師ハーネマン（１７５５〜１８４３）がその生涯をかけて確立させた療法で、その起源は古代ギリシャのヒポクラテスまでさかのぼることができます。ホメオパシーは、「病気と同じ」という意味をもつギリシャ語が語源となっており、「同種療法」を意味します。「ある症状を起こさせる物質は、その症状を取り除く働きをする」という、「同種の法則」を根本原則としています。

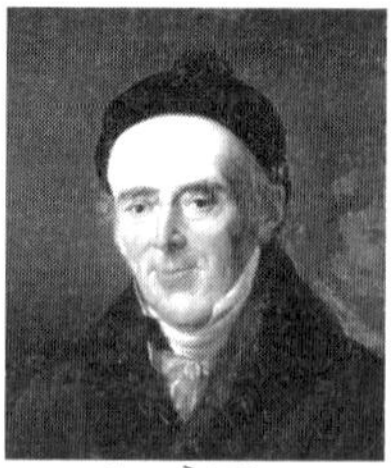

ハーネマン

　ホメオパシーでは症状を抑圧するのではなく、同じような症状を引き起こすものを与えて自然治癒力を触発し、症状を出しきれるように後押しするというやり方をします。そうして初めて心身ともに健康になると考えるからです。体毒が溜まれば何らかのかたちで外に排泄されなければなりません。いらないものを外に出す働きが症状であって、症状は病気ではないのです。

私たちが親しんできた現代医学の考え方は基本的に、ホメオパシーの「同種療法」とはまったく正反対の異種療法＝「アロパシー（逆療法）」です。

熱を解熱剤で止めると危険

熱が出たときを例にあげて、ホメオパシーとアロパシーの違いをみてみましょう。熱が出たら、すぐに解熱剤を飲んで熱を下げようとするのがアロパシーで、その立場に立つのが現代西洋医学です。アロパシーの根底には、症状をよくないものとする考え方があるので、症状を敵とみなし、抑圧しようとします。いわゆる対症療法です。

しかし実は、熱は出る必要があって出ているものなので、きちんとした理由があるのです。たとえばウイルスに感染したとき、ウイルスは熱に弱いので、体は熱を出すことでウイルスの活動を弱め、ウイルスが脊髄から脳髄に入っていかないように防衛しているのです。

一方で、熱は体毒を溶かして外へ出そうとする役目も担っています。詳しく説明すると、感染症や炎症が起こると、後述するマクロファージ、ＮＫ細胞、キラーＴ細胞などの免疫細胞が活動を開始して細菌や毒素などを殺していき、このときに粘液や膿汁が生み出されます。

粘液や膿汁は、活性化した白血球と細菌、死滅した細菌の残骸、体液などが混ざった老廃物の集まりです。この粘液はゲル状なので、温められると水分を含み液体のようになります。そこで体は体温を上昇させ、いち早くそれらの老廃物を体外に排出しようとするのです。発熱は、視床下部から特別な発熱性ホルモンが出ることで引き起こされます。つまり発熱とは、感染症や炎症に対する体の正常な反応であり、毒素や老廃物を排出するために必要なものなのです。

しかし多くの子どもたちは、発熱すると解熱剤を与えられて、無理やり熱を下げられてしまいます。体が冷やされることによって粘液は濃厚になって体内に溜まり、後に慢性的な中耳炎や副鼻腔炎、胸部カタルなどを引き起こすことになります。これらの粘液は内臓や泌尿器組織の内部に蓄積する傾向にあるので、さらに体内で細菌を増殖させる温床となり、再発性の感染症を悪化させる傾向を強めていってしまうのです。ですから、感染症や炎症時の発熱を解熱剤で下げてはいけないのです。

人体のメカニズムというのは、実によくできているわけです。このように、発熱というのは侵入した病原体の活動を抑えたり、体毒を排泄して健康体を回復するための体の浄化作用のあらわれであり、必要な治癒のプロセスなのです。

そのような大切な浄化作用である発熱を解熱剤で抑圧してしまうと、当然ながら治癒のプロセスは停止し、異物や病原体の排泄も十分行われずに終わってしまいます。ですから解熱剤で熱を下げると、ウイルスは一足飛びに頭の中に入ってしまい、髄膜炎を起こして死んでしまったり、麻痺して動けなくなるということが起こりうるのです（第7章の「インフルエンザ」参照）。この治癒のプロセスや排泄のプロセスを強引に止めることは、発熱それ自体よりもはるかに危険なことなのです。実際のところ、41℃までの熱では死ぬことはありませんし、障害が生じることはないのです。しかし、その熱を解熱剤で強引に止めようとすることで生命が危険にさらされるのです。とりわけ、長年慢性状態にあって体毒がたくさん溜まっている人が、排泄のプロセスとして発熱した場合、解熱剤で強引にその熱を止めてしまうことほど危険なことはありません。

急性症状の場合は、熱を抑圧しても、体はなんとか毒を出して浄化しようとしますから、がんばってまた熱を出します。しかし、このとき再び解熱剤で熱が抑圧されてしまうと、体はもう高熱を出すことができなくなり、異物や病原体が血液中にとどまり続けたまま、微熱が出続ける慢性病態へと移行してしまいます。いったんこうなってしまうと、もとの健康体になるのはとても難しくなってしまうのです。実際、熱で死んだりはしないのです。はしかでもはしかの熱で死ぬのではなく、体毒を押し出そうとしているのに、それを解熱剤で止めることで、生体の治癒のいとなみができなくなって死に至ることがあるのです。

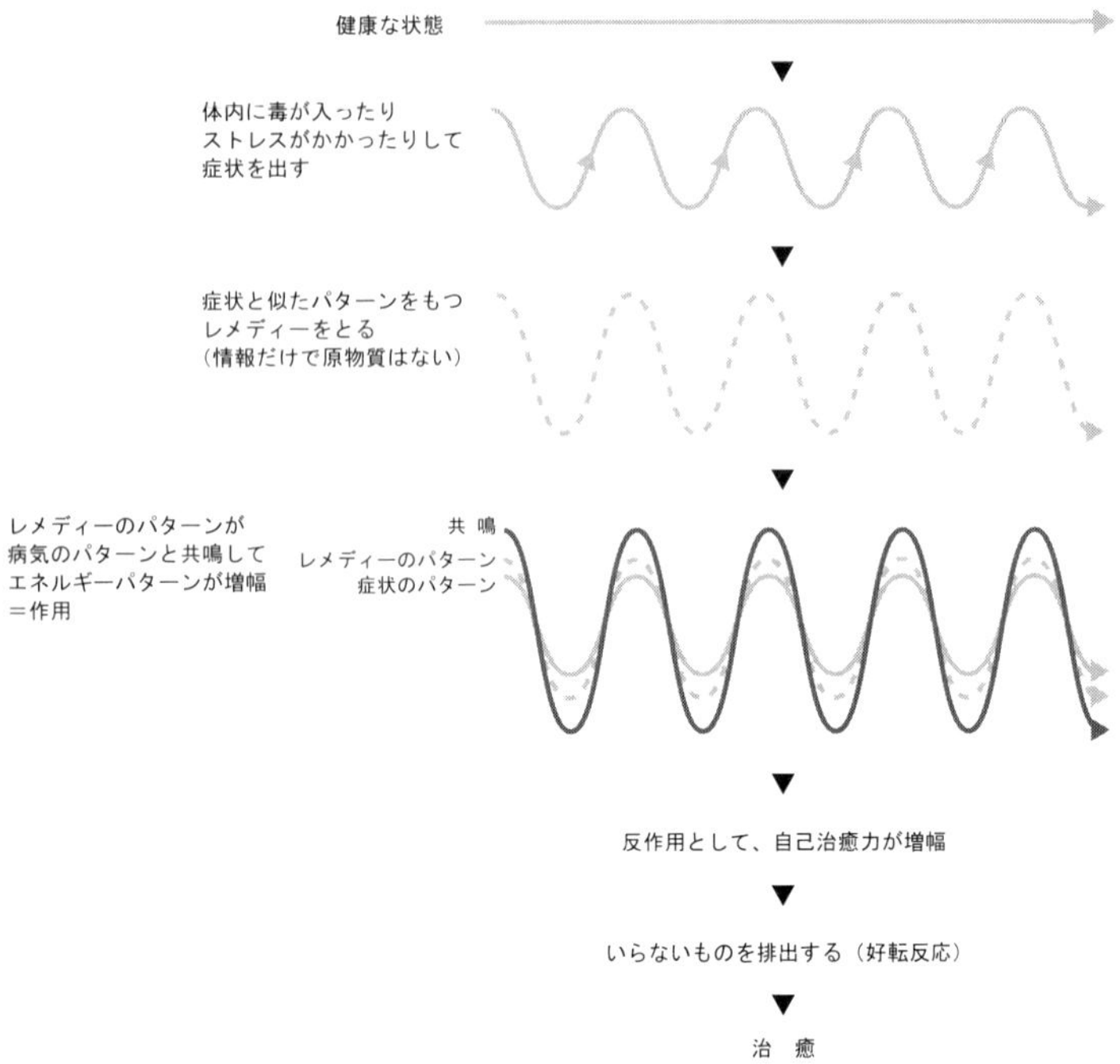
健康な状態
体内に毒が入ったり
ストレスがかかったりして
症状を出す
症状と似たパターンをもつ
レメディーをとる
（情報だけで原物質はない）
レメディーのパターンが
病気のパターンと共鳴して
エネルギーパターンが増幅
＝作用
共 鳴
レメディーのパターン
症状のパターン
反作用として、自己治癒力が増幅
いらないものを排出する（好転反応）
治 癒

このように、症状や病原体を悪とみなし、解熱剤、抗炎症剤、抗ヒスタミン剤、抗アレルギー剤、抗生物質、抗ウイルス剤、抗菌剤、抗うつ剤などを使って、出ている症状をなくしてしまおうとする手法がアロパシーの考え方です。これはまさに対症療法であり、根本的な解決を先送りするばかりか、より治癒しがたい新しい病気をつくりだすことになります。

それに対してホメオパシーは、症状は体の浄化作用のあらわれであると考え、その治癒のプロセスを加速させるために、症状と同種のものを与えようとする療法です。アロパシーの場合は熱には解熱剤でしたが、ホメオパシーでは熱には熱を与えます。ホメオパシーによって熱の情報を与えられた体は、いま自分の体に起こっている状態を自覚し、自己治癒力をフル回転させます。熱を下げるのではなく、熱を出し切るように自己治癒力が動きはじめ、自分の力で治癒していくのです。そうやって症状を出しきらせて、根本から治していこうというのがホメオパシーの手法です。

もう一つ、ホメオパシーとアロパシーの違いがわかりやすい、やけどを例にあげましょう。やけどした場合、日本ではすぐに大量の冷水で冷やすというのが常識になっています。しかしこれはアロパシーの考えに基づく間違いです。確かに水で冷やすと、いっときは楽になります。しかし冷やすのをやめるとよりいっそうヒリヒリしてきます。やがてやけどした箇所は水ぶくれになり、いつまでもヒリヒリ痛むばかりでなく、回復が遅れ、やけどの痕が残る原因になってしまいます。ヒリヒリ感は治癒のプロセスであり、これを止めてはならないのです。

実際は、やけどした箇所にもう一度蒸気を当てて、熱を加えるとよいのです。こうすると、いっとき痛みは増しますが、水ぶくれになることも痕が残ることもなく、短期間で治ります。これがホメオパシー的手法です。やけどのときに水で冷やせばよいなどというのは、かつての医師が想像だけででっちあげた嘘であり、悪い冗談でしかないのです。しかしその間違いゆえに、どれだけ多くの人々がつらい思いをしたかは想像に難くありません。

現代人の生命力の弱体化は、体が浄化する機会を奪われていることに大きな原因があります。発疹や熱、咳、下痢などの症状は本来、浄化のためのありがたい排泄であるはずなのに、それがよくないことと考えられ、症状が抑圧されるのです。それはまさに肛門に栓をしているようなもので、これでは体は腐敗していくしかありません。熱が出たら解熱剤、抗生物質、抗ウイルス剤、下痢をしたら下痢止め、咳が出たら咳止め、気管支拡張剤、皮膚発疹が出たらステロイド剤、亜鉛華軟膏で抑圧……。こんな状況では、体はいったいどうやって浄化したらよいのでしょう。肛門に栓をすることがナンセンスなら、皮膚発疹を抑圧することも、熱を抑圧することも、全くのナンセンスなのです。こんな基本的な生命原理も理解しない医師たちには、ぼんくらにもほどがあると怒りさえこみあげてきます。

未来において、悪い冗談のランキングでも上位を占めるに違いないとうわさされる現代医学の所業は、決して笑い話などですまされることではありません。人間として生きる生命そのものを台無しにして、実に多くの耐えがたい悲しみと苦しみを引き起こし、二度と消えることのない新たな慢性マヤズム*をつくりだし、それが子々孫々に受け継がれ、永遠に背負っていかなければならない人類の不幸を生み出し続けているのです。

● 浄化のための症状を抑圧
● 体内に異物を注入

医原病

自閉症、多動、ぜんそく、
アトピー、アレルギー、
自己免疫疾患 ……

もちろん、救急医療や手術などの現代医学の成果なしには助からないクライアントもたくさんおり、現代医学が必要な学問であることは疑う余地はありません。問題なのは、排泄としての症状を病気とみなして行われる、薬剤による不必要で安易な症状の抑圧と、薬剤や予防接種によってもたらされる、生命を破壊し狂わす「医原病」のことです。

私の臨床経験からいえることは、クライアントの実に90％が医原病を患っており、自閉症、多動、アトピー、ぜんそく、アレルギー、自己免疫疾患などのほとんどは、予防接種や薬剤に代表されるアロパシーによってもたらされた医原病だったということです。浄化のための症状が抑圧されたり、体内に異物を注入されたら、人は病気になるよりほかはありません。

＊慢性マヤズム……病気を生み出す土壌。

ホメオパシーの基本原理──同種・超微量・マヤズム理論

症状は浄化作用のあらわれであり、治癒のプロセスですが、症状が長く続く場合は、そこに何らかの治癒への抵抗があると考えられます。ですから、たとえば熱には熱といった同種の刺激を与え、体が発熱しているという状態をしっかりと自分自身に認識させて、自然治癒力の働きが十分に発揮できるようにサポートすることが大切になります。

発熱の原因は体毒の蓄積にありますが、体毒が溜まる原因は何でしょうか。それこそが生命力の滞りです。生命力が滞るから体毒が溜まり、溜まった体毒を排出しようとして体は熱を出すわけです。

生命力というのは目で見ることができません。しかし、それによって私たちが生かされているということは疑う余地のないところです。

なぜ生命の流れが滞るのかというと、私たちの心や体にショックやこだわりがあるからです。こだわりが生命の流れを滞らせ、それによって気の流れや血液の流れが滞り、血液が濁って、体が腐敗してしまうのです。自分の生命を自分らしく生きていないことが、病気の根本原因なのです。ですから、根本的に健康になるためには、生命の滞りを解放することが必要なのです。

そこでホメオパシーでは、生命の流れを滞らせているこだわりと同種のパターンをもつレメディーを与えて、こだわりを解放へと導くのです。植物、動物、鉱物など、自然界のありとあらゆるものを原料としてつくられるレメディーは数千もの種類がありますが、一つひとつのレメディーが固有の特徴（こだわり）をもっています。人間一人ひとりの性格や特徴が皆違うように、レメディーにもそれぞれの特徴があります。そこで、その人のこだわりに合わせて、憎しみをもっている人には憎しみのレメディー、自己卑下している人には自己卑下のレメディーというふうに、同種のレメディーを与えるのです。こだわりとこだわりを合わせて共鳴させ、共鳴することで自分自身がもっているこだわりに気づき、自らこだわりを解放しようとするのです。これがホメオパシーの真髄であり、真の根本療法といわれるゆえんです。ホメオパシーは、その人がその人らしく生きられるようになるための療法なのです。

このように、現代西洋医学とは立場を異にするホメオパシーですが、経験から培われた知恵である世界各国の伝統療法の多くが、ホメオパシーと同じ「同種の原理」に基づいています。ドイツには熱があるときに熱い風呂に入らせる習慣がありますし、日本では昔から、卵酒を飲んで血流を高めたり、布団をかぶって体を熱くしたりしていました。やけどに蒸気を当てたり熱い油を塗るという治療法も、世界各国の伝統療法の中に見いだすことができます。しかし現在、このような大切な知恵が失われつつあるのも事実です。

症状とは本来、体内の異物や老廃物を排泄しようとする体の知恵であり、自然治癒力のあられなのです。にもかかわらず、現代西洋医学が入ってきて以来、症状は決定的に悪いもの、いけないもの、危険な敵で、抑圧されるべきものとされてしまいました。こうして医学は、正しい方向とは正反対の方向に向かってまっしぐらに発展し、その医学を生業とする医師は人間の健康と生命を支配する絶大な権力を手中に収め、それによって一部の医師は、人類の廃退に荷担するはめになりました。

では、実際にインフルエンザの発熱に対してホメオパシーではどう対処するのかというと、そのままとると背中がゾクゾクし、発熱症状を引き起こすという性質をもつジェルセミューム（イエロージャスミン）という植物を、希釈・振盪という独特の方法で天文学的に薄め、その溶液を染みこませた砂糖玉を使います。インフルエンザはゾクゾクする悪寒と発熱を引き起こすので、同種の症状を引き起こすジェルセミュームが合うというわけです。

この砂糖玉をレメディーといいます。よく使われる30Cというポーテンシー＊のレメディーは、10の60乗倍に希釈・振盪されています。10の24乗倍希釈で原物質が確率的に存在しなくなる希釈限界に達しますので、10の60乗倍希釈である30Cのレメディーは、原物質を1分子も含んでいないことになります。しかし、希釈と同時に行われる振盪という作業によって、原物質がもっている固有の情報（パターン）は逆に増幅され、振盪が繰り返されるたびにより活性化していきます。レメディーは原物質を含んでいないため、原物質がもっていた毒性はまったくありませんが、原物質をそのままとる以上に、原物質のもつパターンをとりこむことができるのです。

原物質を含まないレメディーは、情報（パターン）を伝える媒体にすぎません。しかし、物質がないと効かないという思い込みは誤った認識です。言葉や音楽や絵などからの情報刺激によって心が動かされ癒されることがあるように、物質的なものでなくても健康状態は影響を受けます。生命力というものは目に見えませんが、この生命力に直接的に作用させるためには、非物質的なレメディーが有効であることが経験からわかっています。ジェルセミュームという植物を実際にとらなくても、ジェルセミュームのレメディーをとることで、物質的な副作用が一切ないかたちで、実際の植物をとったとき以上に治癒力を得ることができるのです。

たとえば、アーセニカムというレメディーはヒ素からつくられています。猛毒のヒ素をそのままとったら、もちろん死んでしまいますが、ヒ素の情報だけをとり出したレメディーをとると、ヒ素の副作用が一切ないかたちで、ヒ素のもつすばらしい治癒力だけを得ることができるのです。これはハーネマンの天才的な発見としかいいようがありません。

ハーネマンは同種の法則を発見しただけでなく、症状を起こすものを天文学的に薄めて叩く希釈・振盪という方法により、体に悪影響を与えることなく症状だけをとっていくものとなるという「超微量の法則」を打ち立て、安全で体にやさしく、常習性をもたないホメオパシー療法を完成させました。ホメオパシー療法の安全性は、英国議会による「ホメオパシーは最も安全な治療法である」という代替療法の調査結果報告からも知ることができます。

また、ホメオパシーには「慢性マヤズム」という概念があります。慢性マヤズムとは、簡単に表現するなら、私たちが生まれながらにもっている〝病気を生み出す土壌〟のことです。すべての病気はこの慢性マヤズムという土壌から芽を出していると考えられます。

人類は、永い年月にわたって多くの病苦と闘ってきました。私たちの祖先は恐ろしい病気のために、肉体や精神をさんざん痛めつけられてきました。この過程で、完全に治癒しないまま病気を自己の一部としてとり込んでしまい、それがDNAレベルで受け継がれることによって慢性マヤズム層をつくりだしたと考えられます。もちろん、病気とこだわりは大いに関係していますから、慢性マヤズムは人類の歴史の中で繰り返され、もはや完全に人間の生命の一部となってしまった、解放不可能なこだわりと表現することもできるでしょう。そして、そこからさまざまな病気が発生するわけです。

慢性マヤズムには階層があり、おおもとの根源的なマヤズムは慢性疥癬マヤズムと呼ばれ、死への恐怖がベースになっています。そして、慢性淋病マヤズム、慢性梅毒マヤズム、慢性

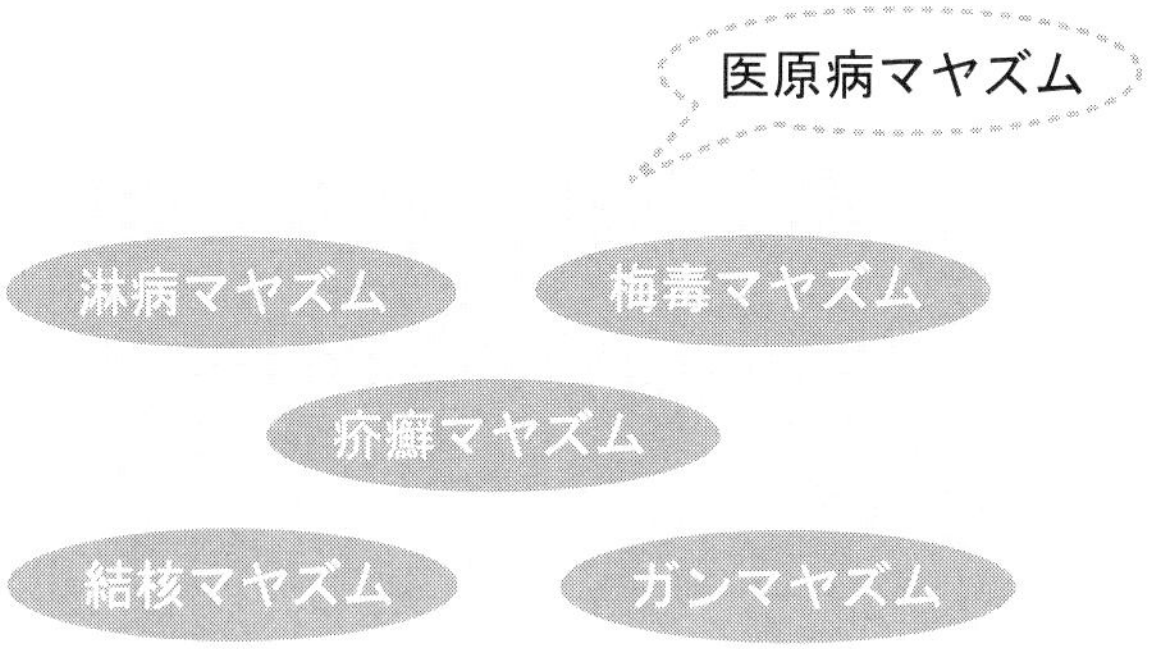

＜５大マヤズム＞
誰もがもっている５つのマヤズム。
さらに「医原病マヤズム」ができつつある。

結核マヤズム、慢性癌マヤズムの5つが「5大マヤズム」として知られますが、現在、薬害や予防接種の害が原因となった、慢性医原病マヤズムがつくられつつあります。

この慢性マヤズムからさまざまなこだわりが発生し、生命の流れが滞る原因をつくりだし、さまざまな病気を発生させているわけです。慢性マヤズムは、特定の病気にかかりやすい傾向をつくりだしたり、精神的傾向を支配するほど大きなものとなっています。

＊ポーテンシー……希釈・振盪度をあらわす単位。Cは100（センチュリー）をあらわしており、たとえば30Cは、100分の1希釈を30回繰り返したという意味。

ホメオパシーは迷信か？

よく日本では、ホメオパシーで使われるレメディーが原物質を含まないほど希釈されているという理由で、「ホメオパシーは科学的根拠がない。非科学的であり、似非（えせ）科学であり、迷信のたぐいである」などといわれることがあります。

しかし、世界的にみるとホメオパシーは多くの国々で広く親しまれており、代替療法のトップの地位を獲得しています。欧州ではホメオパシーの専門家であるホメオパスが数多く活躍し、治療にあたっています。フランス、ベルギー、ギリシャ、イタリア、イスラエルなどでは、ホメオパシーが正式に医学として認められており、医科大学のカリキュラムにも組み込まれ、ホメオパシーを実践する多くの医師が存在しています。

欧州各国では、街中のドラッグストアはもとより、駅や空港などの売店やスーパーマーケットにレメディーが置かれており、誰でも気軽に買うことができます。特に英国には、王立のホメオパシー病院が5カ所あり、ロイヤルファミリー御用達となっています。エリザベス女王の主治医もホメオパスで、チャールズ皇太子は自分の馬や犬にもレメディーを与えているそうです。英国全体では2千人のホメオパスがおり、一般の市民にも支持されています。

またインドでは、建国の父マハトマ・ガンジーがホメオパシーを国の第一医学として推奨した経緯もあり、医学といえばホメオパシー医学を示すほど盛んです。２００５年の時点では、30万人の認定ホメオパス、１８０のホメオパシー大学、７５００の政府のホメオパシークリニック、３０７のホメオパシー病院があります。その他、メキシコ、アルゼンチン、南アフリカ共和国、オーストラリア、ニュージーランドなどでも盛んです。

このように、ホメオパシーは世界各国で医学として認められており、その有効性を示す根拠が医学的に日々証明されています。患者が治癒したという事実が、有効性を示す根拠であり証明です。欧米、インドなどでも、２００年にわたって数多くの人々がホメオパシー療法を実践してきているなかで、臨床的なデータが数多く蓄積されています。

もちろん、事実を無視して、「原物質がないものは効かない」という意図的とも思われるプロパガンダを盲目的に信じ、実際に使用して確認することもせず、一方的に効果を疑問視する医師・科学者も少なからず存在するかと思いますが、世界各国で多くの医師ならびに職業ホメオパス（ホメオパシー療法家）がホメオパシー療法を実践しており、効果をあげているという事実があります。どちらの医師の言うことに信憑性があるかは、言うまでもなく明らかでしょう。

たしかにホメオパシーの理論の中には、現在の科学では解明されていない部分があることも事実です。しかし、歴史と臨床がその証左といえます。日本では一般的な「鍼灸」も、経絡などのメカニズムについては科学的に十分解明されているものではありませんが、まず、「治る」という事実や現象があり、科学が後追いでその法則性を見つけるものです。もし、事実や現象が現在の科学の理論で説明できないとするなら、それは不完全な理論であり、事実や現象を説明できるより包括的な理論が求められるということでしょう。事実よりも理論のほうが正しいなどということはありえないのですから。ホメオパシーの創始者、サミュエル・ハーネマンも、２００年前に次のように述べています。

「信じてもらうこと、または理解してもらうことを誰からも要求しない。私さえもそれを理解していない。しかし、十分なほどに、事実がそうで、ほかのなにものでもない。私自身の理解以上のものを私は信じる、と、経験のみがいう」。当たり前のことですが、事実と理論が一致しないのであれば、理論が不完全だということになります。ホメオパシーを宗教的だと批判する方がいますが、事実を無視して科学的に説明できないからインチキだと決めつけるならば、それこそが盲信であり、非科学的な態度であると言わざるを得ません。ホメオパシーの有効性は、多くの経験上疑う余地のない事実であり、ただ残念ながら、現段階の科学ではそのメカニズムが必ずしも解明されていないということにすぎません。

なお、ホメオパシーの有効性の科学的根拠として、ベンベニスト博士の論文があり、水が物質情報を記憶することは１９８８年に『ネイチャー』に掲載された彼の論文で、すでに証明されています。この論文がどのように無価値とされたかの経緯は、フランスで大ヒットした書籍『真実の告白・水の記憶事件』（ベンベニスト博士著、ホメオパシー出版刊）にすべて書かれています。本書を読まれたならば、ベンベニスト博士に対する批判や反論などは全くなくなるはずです。ぜひお読みいただきたいと思います。

症状は病気ではない

子どものかかる病気には意味と役割がある

さて、私たちの心や体にショックやこだわりがあると、生命の流れが滞り、血液の流れが滞り、血液が濁ると言いましたが、血液の濁りはショックやこだわりによってもたらされるだけではありません。多くの不自然なものが体に入ってくることでも血液は濁ってしまいます。ダイオキシン、ホルムアルデヒド、塩素、フッ素化合物、重金属、農薬、殺虫剤、食品添加物、ビタミン・ミネラル剤、栄養剤……。これら自然とはいえないものが口の中に入り続けることで血液が濁り、そして生命の流れが滞ってしまうのです。

生命力の滞りは、こだわりの心と不可分の一体です。不自然な物質を体に入れることで生命の流れが滞ると同時に、不自然な心が形成されてしまうのです。そして、不自然な心は不自然な物質をつくりだすのです。

つまり、世にあふれる人工的で不自然な化学物質と不自然な心は、切り離せない関係にあるのです。そこで私は同種の原理に基づき、現代にあふれている不自然な物質が、逆に私たちを解放する鍵となると考えているのです。

世にあふれる不自然な物質、その代表が、恐るべきワクチンです。なぜなら、ほとんどの

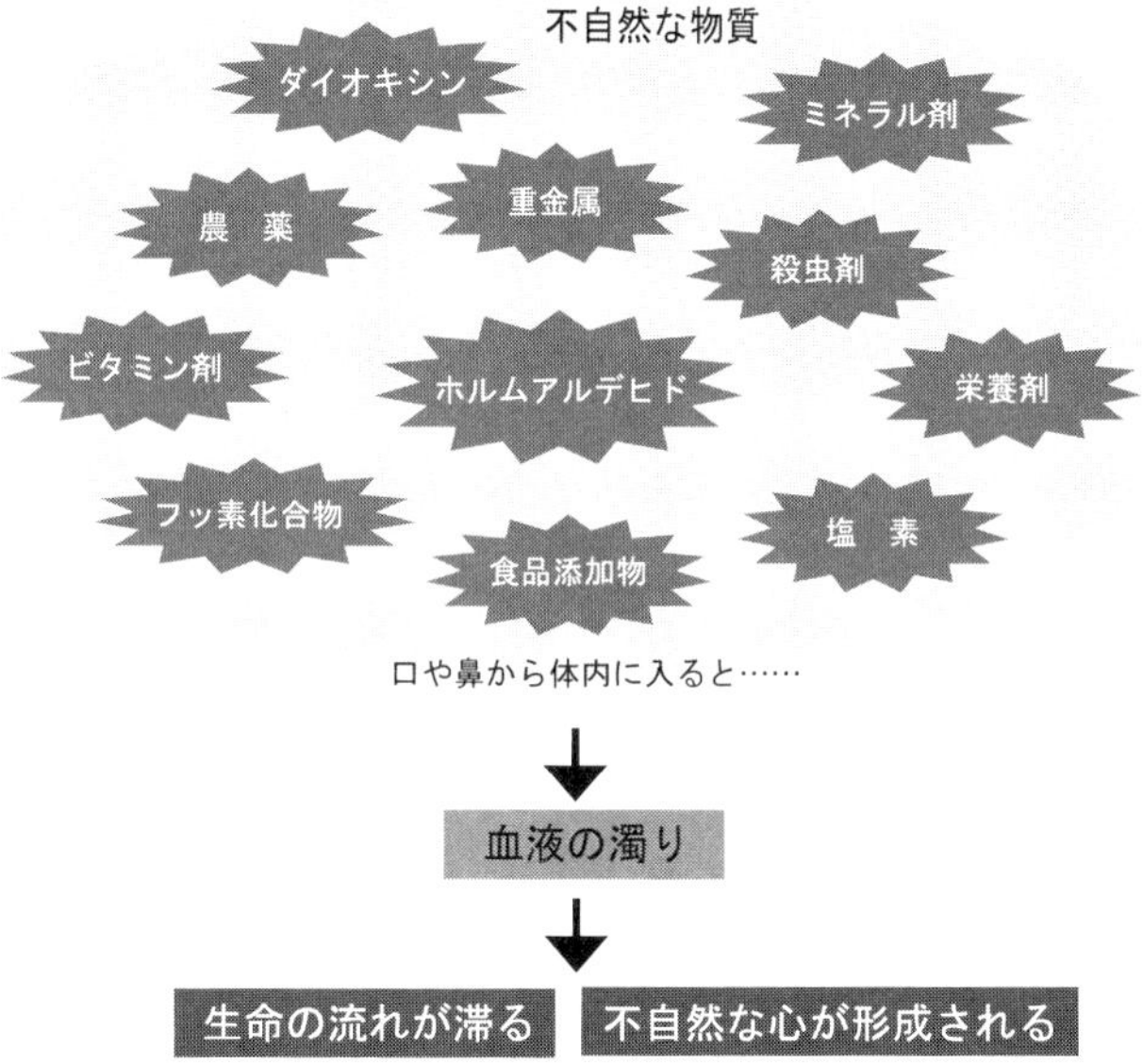
不自然な物質
ダイオキシン
ミネラル剤
農　薬
重金属
殺虫剤
ビタミン剤
ホルムアルデヒド
栄養剤
フッ素化合物
塩　素
食品添加物
口や鼻から体内に入ると……
血液の濁り
生命の流れが滞る
不自然な心が形成される

ワクチンは口から入るのではなく、不自然な皮下注射によって直接血液中に侵入してくるからです。これは自然の免疫系のルートを逸脱した、きわめて異常なルートです。さまざまな異物であふれたワクチンが直接的に、しかも大量に血液中に入ってしまうと、もはや体はそれらの異物を排泄することができなくなってしまい、直接的に生命が汚されてしまいます。詳しいことは後述することにします。

血液中に異物を注入することで血液が濁り、その血液の濁りが生命の流れを滞らせ、新しいこだわりをつくりだしてしまうのです。たとえば予防接種の中には、有機水銀、アルミニウム塩などが入っていますが、これらがもつこだわり（第5章の「化学物質」参照）が自己となり、怒りっぽくキレやすい子どもや大人が増えているという側面も考えられます。

体が血中から異物を出すときには、高熱や全身の皮膚発疹というかたちで排出しようとします。ですから高熱も皮膚発疹も、体を浄化してくれる本当にありがたいものなのです。こだわりの自己の解放は、気づき（自己認識）なしには起こりません。そして気づくためには、かならず自分自身を映す「鏡」が必要になります。ホメオパシーで用いるレメディーは、その鏡の役目を果たすものです。ワクチン、水銀、アルミニウム、抗生物質などのレメディーは、血液や細胞の中で自己となってしまったこれら異物を異物として認識させ、同時にその異物と共鳴するこだわりのパターンとしての自己を認識させ、真に非自己の解放を促します。このように、ホメオパシーの原理は、本来の自分に戻るための普遍的な原理なのです。

大切なことなので繰り返しますが、「小児病は危険である」などといって予防接種をし、直接的に血液中にさまざまな異物を注入することが、こだわりを埋め込むと同時に著しく免疫を低下させ、さらなるこだわりと多くの病気をつくりだす原因となっていることを知っていただきたいのです。

子どものかかる病気には、意味と役割があるのです。それらの病気にかかることによって、子どもたちは生来抱える遺伝的なマヤズムの負荷を軽減させることができ、ひと皮むけて身体的にも精神的にも成長を遂げ、生きる力を強くし、後の人生を楽に生きていくことができるようになるのです。また、母親の血液や母乳から受け継いだ血液毒や体毒を浄化し排泄するために、適切な時期に子どもは病気にかかるようになっています。また、子どものかかる病気を通して、子どもたちは感染症の克服のしかたや、免疫をうまく働かせることを学習するのです。言ってみれば、子どものかかる病気は、ステップを踏んで免疫を働かせる学習教材となっているのです。

ですから、子どものかかる病気にかからせないということは、さまざまな感染症の克服のしかたを学ぶ機会が奪われることを意味すると同時に、母親の胎盤や母乳を通して受け継いでしまった体毒を排泄し、浄化する機会が奪われることを意味し、さらには心のこだわりや遺伝的な負荷を軽減する機会が奪われることを意味するのです。

ちなみに、ホメオパシー的な予防（第8章の「ホメオパシー的予防」参照）は、エネルギーレベルで学習させているので問題にはなりませんし、必要であれば排泄（好転反応）が生じるようになっており、本来の学習と浄化のプロセスを奪うものではありません。

病原体も癌もありがたい

病気が発症するかどうかは微生物が感染するかどうかではなく、その人の健康の度合いによります。昨今、新型インフルエンザ（鳥インフルエンザが変異したもの）の危険性が叫ばれていますが、危険なウイルスや細菌が存在するというのは幻想であり、実際は危険な不健康状態が存在するということなのです。危険なほど不健康であれば、その反映として、普段なんでもないウイルスや細菌が危険な存在となってしまうのです。

実際に次のような出来事がありました。１９９５年2月、インドネシアのバリ島でコレラ感染のパニックが生じました。しかし、バリ州政府の保健大臣は、「バリ島にはコレラ患者は存在しない」と発表したのです。というのも、不思議なことに、バリ島民に発症者が一人もいないだけでなく、日本人以外に発病した観光客が一人もいなかったからです。バリ島から帰国した日本人２９５人のみが、激しい下痢や腹痛、嘔吐などの症状に陥り、隔離されたのです。日本人だけがコレラに感染してしまった理由を、世界で初めてコレラ毒素の結晶化に成功した東京医科歯科大学の藤田紘一郎名誉教授は、「コレラ感染は日本人の免疫抵抗力が落ちてきたことによる」と言います。すなわち、コレラが危険となるのは免疫が低下している日本人の不健康状態の反映なわけです。

また、ポリオウイルスは腸内の中にもともと存在するものです。ある人はそのウイルスが血液に侵入してしまうのですが、それは予防接種や抗生物質、あるいは扁桃や盲腸を切り取ることによって免疫が低下してしまったからです。小児麻痺は必ずしもポリオウイルスで発症するわけではなく、いろいろな病原体で髄膜炎が生じるように、いろいろなウイルスや細菌でもポリオと似た小児麻痺になりえるのです。いまや大腸菌で髄膜炎が生じることもあります。それでも体力がついたとき、体毒を出し、麻痺が治ることもあるのです。

このように私たちの免疫が低下すると、どんな微生物でも血液中に侵入し、病原体となってしまいます。そして、それが活性化するかどうかも、本人の健康状態とどれだけ毒素が溜まっているかによるわけです。エイズもエイズウイルスが原因ではなく、免疫が極端に低下した結果としてエイズという病気が生じたものです（第３章の「エイズにみる最新の免疫学」参照）。

危険な微生物と危険でない微生物がいるという分類がそもそも間違いであり、病原体という言葉が間違っているのです。病原体は病気の原因ではないからです。微生物はむしろ毒素を分解しようとしてくれているありがたい存在です。それなのに、病原体などと呼んで忌み嫌ったり殺そうとするのはバチがあたると思うのです。

私は1996年から日本でのホメオパシーの啓蒙活動を行ってきましたが、一貫して病原体を擁護し支持してきました。この世の嫌われ者こそが、真の愛の顕現だったりするのです。これはホメオパシーが私に教えてくれたことであり、毒や菌の中に愛をみる、ホメオパシーの真髄でもあるわけです。

ハーネマンも『医術のオルガノン』の中で寄生虫の役割について言及しています。少々長いですが、物事の本質を知っていただくために紹介します。

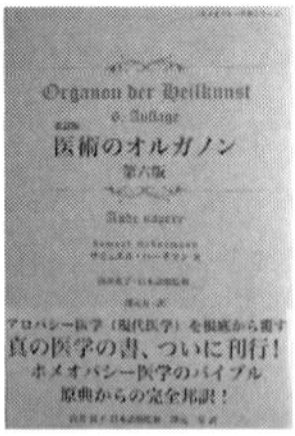

『医術のオルガノン』

『人間を苦しめるために創造されたこの恐ろしい虫は、全力を尽くして駆除されなければならない』といわれているという。では、そうだとしよう。ときどきであるが、条虫は駆除されることがある。しかし、その後はどんな痛い目にあうか。命がどんな危険な目にあうか。非常に多くの人たちが、きわめて攻撃的で恐ろしい下剤によって命を失うにちがいない。下剤による死を免れたとしても、長期にわたる重疾患に苦しむにちがいない。私は、このような死や重疾患をもたらしたことに対する良心の呵責に苦しみたくはない。たいてい何年もかけて健康と生命を破壊しながら下剤の治療を行うが、それでも多くの場合条虫は駆除されないし、駆除されても再び発生するのである。こうした生き物を強引に駆除し殲滅させることは、多くの場合、生命を危険にさらし、恐ろしい結果に至るのもまれではない。そうならば、こういう治療はまったく必要ないのではないか。さまざまな種類の条虫が見つかるのは、ソーラ（疥癬マヤズム）の重疾患にかかったときだけであり、この病気が治療されると、必ず消える。しかし、この病気の治療が終わらないうちは、健康状態がかなりよい人であっても条虫は生きている。じかに腸の中ではなく、消化の残り物や腸の排泄物の中で、まるでそこが自分の生活圏であるかのように、まったくおとなしく、少しも人を困らせないで生きている。栄養として必要なものは、腸の排泄物の中に見つかるからである。したがって条虫は、腸の壁に接触することはなく、人間にとって危険なものではない。しかし人間が何らかの事情で急性の病気になると、この生き物は、腸の内容物では満足できずに動き回り、不快を感じながら腸の繊細な壁に接触して危害を加える。すると患者の病状は、こうした特殊な激しい疝痛によって著しく悪化する。……（中略）……

注目すべきなのは、こうしたとき、つまり条虫が体内にいるとき、健康状態の悪い人が示す病気の兆候は、雄シダの根のエキスをごく微量投与すると、ホメオパシー的に迅速に緩和されるということである。なぜなら、人の健康状態が悪いときにこうした寄生の生き物を不安にさせるものが、この投与によってさしあたり取り除かれるからである。条虫は再び快適になり、腸の排泄物の中でおとなしく、とりわけ患者や腸に危害を加えずに、いつまでも生き続ける。そしてソーラに対する治療がかなり進んで、ソーラが根絶された後には、寄生虫にとって腸の内容物は栄養として適さないものとなる。こうして寄生虫は、下剤を少しも使わなくても、回復した患者の腹から永遠におのずと消える」（『医術のオルガノン』「序論」より、ホメオパシー出版刊）

これは寄生虫だけでなく、細菌、ウイルス、カビ、アメーバに置き換えても全く通用する話であると考えています。予防接種をすればするほど、あるいは症状（排泄）を抑圧して、自分たちの免疫力を低下させればさせるほど、微生物の感染を受けやすくなるわけです。排泄を抑圧すると、排泄物を分解するために微生物が立ち上がります。それを私たちは病原体と呼んでいますが、微生物たちは私たちの体が腐敗しないよう、最前線で保護しようとしてくれている存在なのです。

癌もまた、慈悲心に満ちたものです。病原体と密接に関係していますが、癌は毒素を一カ所に集め、そのほかの細胞が正常でいられるようにするために自己犠牲となった存在です。癌組織の中は病原体でいっぱいです。毒素を分解しようとしているのです。つまり、癌は病気ではなく、体毒を分解し生命を繋ぎ止めるために生じた分解工場のようなものなのです。世の中の嫌われ者が、実はバランスを保つための犠牲者だったりするのです。これが真実というものです。ですから正しい癌治療は、癌を破壊することではありません。癌を破壊することは、毒素の分解工場を破壊するようなもので、結果的に治癒を遅らせることになります。正しい癌治療は、せっせと体毒を排泄すること、生命の滞りを解放すること、生き方を180度変えることに尽きるのです。これは癌のみならず、すべての難病に言えることでもあります。ホメオパシー療法とホメオパシー的生き方が必要なのです。

アロパシーの問題点

病気は病原体のせいではない

予防接種で病原体を絶滅できるという妄想は、いったいどこから出てきたのでしょうか？　予防接種によって天然痘が絶滅したという、有名な天然痘撲滅宣言でしょうか？　しかし、それは正しくありません。病原体が感染するのは、その病原体と共鳴する何か（バイタルフォース＝生命力の滞り）が私たちの中にあるからであり、体毒が溜まっているという証拠です。

病原体と共鳴する何かが私たちの中にある限り、あるいは体毒が溜まっている限り、病原体が絶滅することはありません。仮に人類が生みだした科学によって絶滅させることに成功したとしても、偉大な自然が私たちの抱える問題を浮上させるべく、新しい病原体をつくりだすことでしょう。さもなければ、人は人としての生命を簡単に逸脱してしまうでしょう。病原体は、人が人として自然に回帰するために必要なものなのです。ですから私は、「病原体はありがたい！」「子どものかかる病気はありがたい！」と声を大にして言います。

大事なことは、病原体というものをどのように考えるかということです。

ジェンナーもルイ・パスツールも、病原体は外からやってきて私たちを襲うものであると考えました。そのように考えている限り、病原体から身を守ろうという発想が生まれます。一方、アントワーヌ・ビシャンプという人は、病原体は外からやってきて私たちを襲うのではなく、病気を起こしうる微生物は常に体内にいるのだということを提唱しました。それにもかかわらず、通常私たちが病気にかからないのは、私たちが健康であり、これらの微生物が適所にいるからだと考えたのです。

病原体のすべてが体内にいるかどうかはともかくとして、病原体に感染する原因は私たち自身の中にあり、症状が激しくなるかどうかも私たち自身の状態によって決まるものなのです。体毒が溜まっていれば、それを分解し浄化するために微生物が繁殖しないわけにはいかないのです。うんこに銀バエが卵を産み、ウジがそれをよい土に還元するのと同じく、当たり前の自然の摂理なのです。

もちろん、外から病原体が感染するということはあるでしょうが、クリミア戦争で活躍した看護師として有名なナイチンゲールは、次のように告白しています。

「特定な病気というものは何もない。個別的な病気、それは概念であり、無知な科学者によって保たれている虚構の枠組みである。事実は、病気は人を表現する形容詞であり、特定の病気を発生させるその人の体の状態、環境、状況だけがある」

ナイチンゲールのこの洞察は真実を言い当てています。病気は人を離れては存在しないものであり、その人の状態や環境が特定の病気を発生させるのです。ですから、人を離れて名づけられた病名は、無知な科学者による虚構の概念にすぎないわけです。実際は人の状態を変えたり、環境や衛生状態、栄養状態を変えることが病気を防ぐ基本なのです。原因を自分から切り離して病原体のせいにし、人体の仕組みを悪用して病原体にかかれなくするやり方は、まったくもって正しくないのです。大切なことは、環境を正し、こだわりを解放し、血液を浄化し、土壌をきれいにすることなのです。パスツールのように、病原体は外からやってきて私たちを襲うと考えると、病原体は危険なものであり、病原体の感染から予防しようという発想が生まれます。一方、ビシャンプのように、病原体はもともと体内にいるもので、それが問題なのではなく、私たちの土壌によって病原体のバランスが崩れて発症すると考えると、体内を清浄に保つことで自らを予防しようという発想が生まれます。本当の予防というのは、体内を清浄に保つことで達成されるものです。自分の健康状態をさしおいて達成される予防などなく、パスツールは大きな間違いを犯してしまったのです。

体毒が溜まらないように、せっせと排泄をしよう、汗をかこう、うんこをしよう、おしっこをしよう、発疹を出しっぱなしにしよう、鼻水をたらそう、おりものを出そう……というのがビシャンプの考えです。これは、ホメオパシーをやっている私たちの考えとまったく同じなのです。ホメオパシーでは、ビシャンプの考えをさらに発展させて、体毒が溜まるおおもとの原因である生命力の滞りそのものを解放することと、皮下注射によって直接的に血液を汚す予防接種を止めることが最も大切であると考えます。血中に溜まった予防接種の害をとり除くためには、ホメオパシーが不可欠です。

ですから、原因を自分以外に見いだし、予防接種で病気を予防しようとするのではなく、かかるもかからないも自然にまかせ、かかったならホメオパシーで対処すること、そして、日ごろから自分自身のあり方を問い、自然体であることを心がけることが、何よりの予防であると認識することが大切なのです。

たとえ安全で効果的な予防接種が開発されたとしても、その技術は必ずしも人類を幸福へと導くものとはなりません。むしろ不幸にする可能性が高いと考えます。なぜなら、先ほど述べたとおり、病原体に感染する原因は私たち自身の中にあるからです。自分自身が責任をとる方向から逸れて、偉大な自然からの贈り物を無分別に拒絶することは、人類を不自然な生きものにしてしまうことになるのです。

本当の免疫を獲得するには

抗体=免疫ではない

免疫は、病原体や毒をはじめとする異物から私たちを守ってくれる大切なものですが、免疫という特定の器官があるわけではなく、胸腺、骨髄、脾臓、扁桃、虫垂、リンパ節、血液、腸、皮膚などの各器官や組織が協力しあって構成された免疫系によって成立しているものです。

そして現在、免疫全体における抗体の役割は、とても小さいことがわかっています。したがって、抗体の有無で免疫があるかどうかを一概に判断することはできないのです。抗体価が低くても、あるいはほとんどなくても免疫をもっている人はいますし、抗体価が高くても免疫をもっていない人はいます。クレモン博士という世界ワクチンプログラムを統括する権威者がいるのですが、トレバー・ガンが彼にその質問を投げかけたところ、「個人によって免疫の状況は異なります。抗体が見いだせない人であっても免疫はありえます」、とトレバー・ガンに同意する回答をしています。純粋な免疫学者は、抗体は重要ではないということに反対しないのです。

これまでの医学は、免疫の獲得について抗体にだけ焦点を当ててきました。少なくともワクチン開発においてはそうです。そして、免疫=抗体という考えが一般的になってしまっています。体が異物を異物として認識し排泄するためには、体内に抗体が形成されなければならないという考えです。そして、予防接種によってあらかじめ抗体をもっておけば安全と考え、抗体をつくらせるために、病原体や毒素などの抗原となるものを体内に注射する予防接種が普及していったわけです。すなわち、免疫をつけるには実際に病原体と遭遇しなければならないという考えが根本にあるわけです。この考えは、１９４０年以前の昔話です。この考えに従うならば、病原体の数だけワクチンが用意されなければならないことになります。

しかし、そんなに私たちの体は愚かなのでしょうか？　実際は、ある自転車の乗り方をマスターすると、別のタイプの自転車でも自由に乗りこなすことができるように、あるいは、バランス感覚が発達して自転車以外の乗り物にも対応できる能力がつくように、必ずしも特定の病原体の免疫を得るために、その病原体とわざわざ遭遇させなければならないということはないのです。学習することで、同じような病原体を排除することができるようになるのです。すなわち、抗体がなくても免疫をもっていることのほうが多く、抗体がなければ免疫がないという考えは正しくないのです。

本当の免疫を獲得させたければ、応用力がつくように体に学習させなければなりません。それには自分で考えさせ、自分で解決させることがいちばんなのです。そのための学習教材として子どものかかる病気は存在し、本来、成長とともに段階を踏んで学習するようになっているのです。

ところが、一般社会のみならず、医学・医療関係に携わっている人にまで、免疫＝抗体という考えが常識として定着してしまっています。免疫学者はそうではないと言っているにもかかわらず……。同様に、科学者がインフルエンザワクチンには効果も意味もないと発言したとしても、資本主義社会の中で企業や政府というフィルターを通して一般社会に伝達されると、インフルエンザワクチンは受けたほうがよいというニュアンスで伝えられ、マスコミがそれを一般社会に伝達します。そして、正しくないことが真実であるかのように広まってしまうのです。予防接種の歴史もまさにそうした壮大な作り話によって、疑う余地のない神話となっていったのです。実は、そこにはある意図があるのです。

血液の免疫システム

では、実際の血液の免疫システムについて大まかに説明したいと思います。この本のなかでいちばんこむずかしい部分ですが、少々がまんしてください。

免疫の大きな部分を担っているのは白血球ですが、白血球には、単球、顆粒球、リンパ球の三種類があります。そして、単球はマクロファージ、顆粒球には、好中球、好酸球、好塩基球の三種類があり、リンパ球には、ＮＫ細胞（ナチュラルキラー細胞）、Ｂ細胞、Ｔ細胞などがあります。

白血球……単球……マクロファージ
　顆粒球……好中球、好酸球、好塩基球
　リンパ球……NK細胞
　　　　　　B細胞
　　　　　　T細胞……キラーT細胞
　　　　　　　　　　ヘルパーT細胞（キラーT細胞を活性）
　　　　　　　　　　サプレッサーT細胞（キラーT細胞を抑圧）

マクロファージは、生体内に侵入した細菌、ウイルス、死んだ細胞などを捕食し消化します。顆粒球の好中球は、強い貪食能力をもち、細菌などの体内の有害物を除去します。また炎症初期で活躍します。リンパ球のNK細胞は、殺傷力が高く、常に体内をパトロールし、ウイルス感染細胞や癌細胞をみつけると、単独で直接殺します。

私たちの体にウイルスや毒素が入ると、各免疫細胞が順次反応します。たとえばウイルスが侵入すると、マクロファージがウイルス侵入の信号（サイトカイン）を放出し、それを受け取ったＮＫ細胞、キラーＴ細胞、Ｂ細胞が順番に活動を開始します。ウイルス感染後、最初に活動するのがＮＫ細胞、次に働くのがキラーＴ細胞で、Ｂ細胞による抗体生産は最終手段となります。

Ｂ細胞は骨髄（Bone marrow）でつくられ、抗体をつくる働きをしています。抗体はタンパク質で免疫グロブリンと呼ばれ、ＩｇＧ、ＩｇＡ、ＩｇＭ、ＩｇＤ、ＩｇＥの５種類があります。この中で予防接種との関連で検査される抗体価は、ＩｇＭとＩｇＧです。ＩｇＭは最初にできる型番のようなもので、型ができたあとに永続的に存在するＩｇＧという抗体ができます。またＩｇＧは母親の胎盤から胎児に受け継がれます。このＩｇＧの抗体価が検査され、免疫をもっているかどうかが判断されるわけです。本来、ＩｇＭとＩｇＧは血液中に異物が入るなどの異常事態が起こったときにつくられるものですから、それらの抗体価は免疫の指標というよりは、免疫低下の指標というほうが適切ではないかと考えます。そして、ＩｇＭの抗体価は急性の、ＩｇＧの抗体価は慢性の血液の濁り（血液中に存在する異物量）の程度をあらわすと考えられると思います。

ＩｇＡは、私たちの涙、唾液、母乳、体全体の粘液の中に存在し、粘膜での防衛に関与します。赤ん坊は母親の母乳を通してＩｇＡを受け取ります。ＩｇＤはＢ細胞を刺激する抗体で、ＩｇＥはアレルギーのある人の中で活発に働きます。

T細胞は胸腺（Thymus）でつくられており、B細胞、T細胞は主に血液の中で活動します。

よく抗体だけが異物や変化した細胞を認識できると思われていますが、T細胞も異物を認識することができます。口や胃腸の粘膜といった自然免疫系を通して異物が侵入した場合は、T細胞がきちんとそれを「非自己」であると認識できるので、キラーT細胞がしっかり働くことができるのです。ですから細胞が毒やウイルスの侵入を受けた場合、キラーT細胞がそれを認識して、マクロファージとともに排泄することができます。

そのほかにNK細胞があります。NK細胞はキラーT細胞と組んで、微生物や毒素やウイルスを排泄することができます。ですから、抗体が生成されなくてもキラーT細胞によって毒やウイルスをとり除くことができるのです。

仮にウイルスなどの病原体の増殖がキラーT細胞による排泄を上回り、一時的に抗体がつくられたとしても、自然免疫系から侵入した場合は、キラーT細胞が異物と結合した抗体を容易に排泄できます。一度に大量の異物が直接血液中に侵入することがないため、免疫系が混乱することがなく、異物の認識がしっかりできているからです。

B細胞は抗体をつくります。B細胞は細胞よりも小さなウイルスなどを認識することができ、専用の抗体をつくってウイルスなどと結合します。いったん抗体が付着すると、キラーT細胞やＮＫ細胞、マクロファージ、好中球などがやってきて食べてしまうわけです。

先ほど抗体は最終手段だといいましたが、どんなときに抗体が必要になるかというと、ウイルスや毒が大量にある場合です。そういう場合は、とりあえずウイルスや毒を不活性化させるために、それらと特異的に結合する抗体をつくるわけです。それは同時に、異物があるという目印となります。また、免疫がうまく働くことができない場合にも抗体をつくります。キラーT細胞、ＮＫ細胞、マクロファージ、好中球などが未解決なまま置き去りにしたウイルスや毒などがある場合、Ｂ細胞がそれらに対する抗体をつくります。血液中に残っている異物に目印をつけていき、キラーT細胞などが食べにくるのを待つわけです。

このように、免疫にはさまざまな細胞がかかわっていることがわかっていただけたと思いますが、単純にいうと、免疫組織がうまく処理できないものにつけられる目印が抗体だということです。つまり、通常の免疫機能が作用しているときには、抗体はほとんど必要ないわけです。

免疫システムはさまざまなチャンネルをもっています。たとえば、毒が血管に入るとＢ細胞が活性化し、キラーT細胞は不活性化します。逆に、毒が血管の外側にある場合はキラーT細胞の管轄となります。ですから、キラーT細胞がたくさんあるときは、そのキラーT細胞が毒素や病原体を殺しているわけです。

　このように、血液の免疫システムをみただけでもこれだけの防御機構があるにもかかわらず、ワクチン開発は、たくさんある免疫の中の一つでしかないＩｇＧ抗体だけにしか焦点があてられていないのです。

第3章 免疫のしくみ

予防接種が免疫に与える影響

免疫システムの混乱が引き起こす突然変異

では、実際に予防接種をするとどういうことが起こるのか考えてみましょう。詳しくは後述しますが、予防接種にはさまざまな毒（抗生物質、有機水銀、アルミニウム塩、ホルムアルデヒドなど）や異種タンパク質（培養組織由来のさまざまな動物タンパク質）、異種微生物（培養組織由来のさまざまな微生物）、抗体生産を目的とする病原体や毒、化学物質（安定剤など）が含まれており、それらが血液中に一度に入ってきますから、T細胞だけでは対応しきれず、B細胞がIgMとIgG抗体をつくって、それら異物に目印をつけるわけです。しかし、あまりにも多量の有害物質が一度に入ってきてしまうため、B細胞の抗体生産活動がメインとなってしまい、T細胞の活動が抑圧され、目印である抗体が結合した異物を排泄することができなくなってしまうのです。すなわち、血液中に異物が存在し続けるという事態になってしまうわけです。こうなると免疫の全エネルギーは血液中の異物に集中し、外側の病原体に対する免疫力が非常に抑制されてしまうことになります。だから、「熱があるときやほかの感染症にかかっているときに予防接種を受けると危険だ」と言われるのです。

たとえばインフルエンザに感染している人に予防接種をすると、体はインフルエンザウイルスに優先的に対処するか、それとも予防接種で体内に入った異物に対処するかの判断をしなければならなくなります。そういう場合、体は内部にある異物のほうを優先するのです。なぜなら、そちらのほうがより深刻な問題だからです。ですから、予防接種を受けると外側にあったインフルエンザウイルスには対処できなくなってしまうのです。すると、それまで大したことがなかったインフルエンザウイルスが、より危険でより進入力の強いものとなります。もしもインフルエンザにかかった人に予防接種をした場合、もともとあったインフルエンザが、より危険な病気に変わり、死んでしまうこともあります。

同じように、予防接種を受けたあとは通常、外側にある病原体に対して、より感染率が高くなります。病原体が強力なものに変身するのではなく、私たちの免疫が低下することで病原体は強力で危険なものになってしまうということです。

免疫システムができることは非常に限られているにもかかわらず、予防接種によって急激に大量の異物が入ってくると、抗体生産が限界を超えて押し進められてしまうことになります。抗体はタンパク質からなりますから、抗体の異常生産によってタンパク質代謝は混乱し、無秩序となり、突然変異した抗体がつくられてしまいます。突然変異した抗体は、それ自体が異物となりますから、突然変異した抗体が付着した細胞や組織は、攻撃対象となってしまいます。

こうして、若年性関節リウマチ（スティル病）や、若年性糖尿病、甲状腺の機能低下、多発性硬化症、のう胞性線維症、小児脂肪便症、潰瘍性大腸炎、乾癬、糸球体腎炎（腎臓障害を伴う）のような数多くの病気が引き起こされることになります。

これらの問題の多くは、ワクチンを接種してから数年後に浮上してきます。異常な抗体が最終的に発病レベルへと発展していくにはそれほど時間がかかるのです。それゆえ、これらが予防接種による被害と認識されることはありません。

慢性疾患・自己免疫疾患への移行

血液中に異物が存在し続けると、急性症状の高熱や急性の皮膚発疹というかたちでは異物を排泄することができなくなり、慢性の微熱や慢性の湿疹が出続ける状態（アトピー性皮膚炎）で症状があらわれることがあります。

たとえば、はしか・風疹・水疱瘡の予防接種をするということは、それらの病原体やワクチンに含まれる異物を体内に滞留させることになり、はしか、風疹、水疱瘡の急性症状である皮膚発疹を発症することができず、そのまま慢性状態に移行した湿疹、いわゆるアトピー性皮膚炎となるケースが多いのです。

また、急性の皮膚発疹をステロイドや亜鉛華軟膏などで抑圧しても、予防接種と同じように、慢性の湿疹に移行させてしまうことになります。湿疹をステロイドなどで抑圧すると、皮膚がふさがれて毒を排出することができなくなるので、体は肺などの粘膜から排泄しようと試みるわけです。すると肺には粘液が溜まり、今度はそれを排出しようと咳が出るようになります。しかし、それを気管支拡張薬や咳止め薬でさらに抑圧すると、粘液が溜まったままの状態で咳が出続けるぜんそくへと移行していきます。それをまた薬で抑圧すれば、死に至ることもあるのです。肺にびっしり粘液が張りついて、窒息死してしまうわけです。1960年代までは、ぜんそくは死に至るような病ではありませんでした。しかし、強いステロイドの気管支拡張薬が使われるようになった1990年以降、ぜんそくは死に至る可能性の高い危険な病気になってしまったのです。

肺の粘膜からも排泄できないとなると、体は鼻や腸管の粘膜などから毒を排泄しようとするでしょうが、それも下痢止め薬などで抑圧されてしまえば、すべての排泄経路がふさがれることになります。そうすると、毒は再び血液中に戻り、全身をめぐってより慢性化し、発疹や咳、下痢といった症状を再発させます。

抑圧を繰り返すことで病理は進行し、より根深く慢性化して、体は異物を自己として適応させざるを得なくなります。そして、慢性的な蓄膿になったり、痰が出続けるといった症状

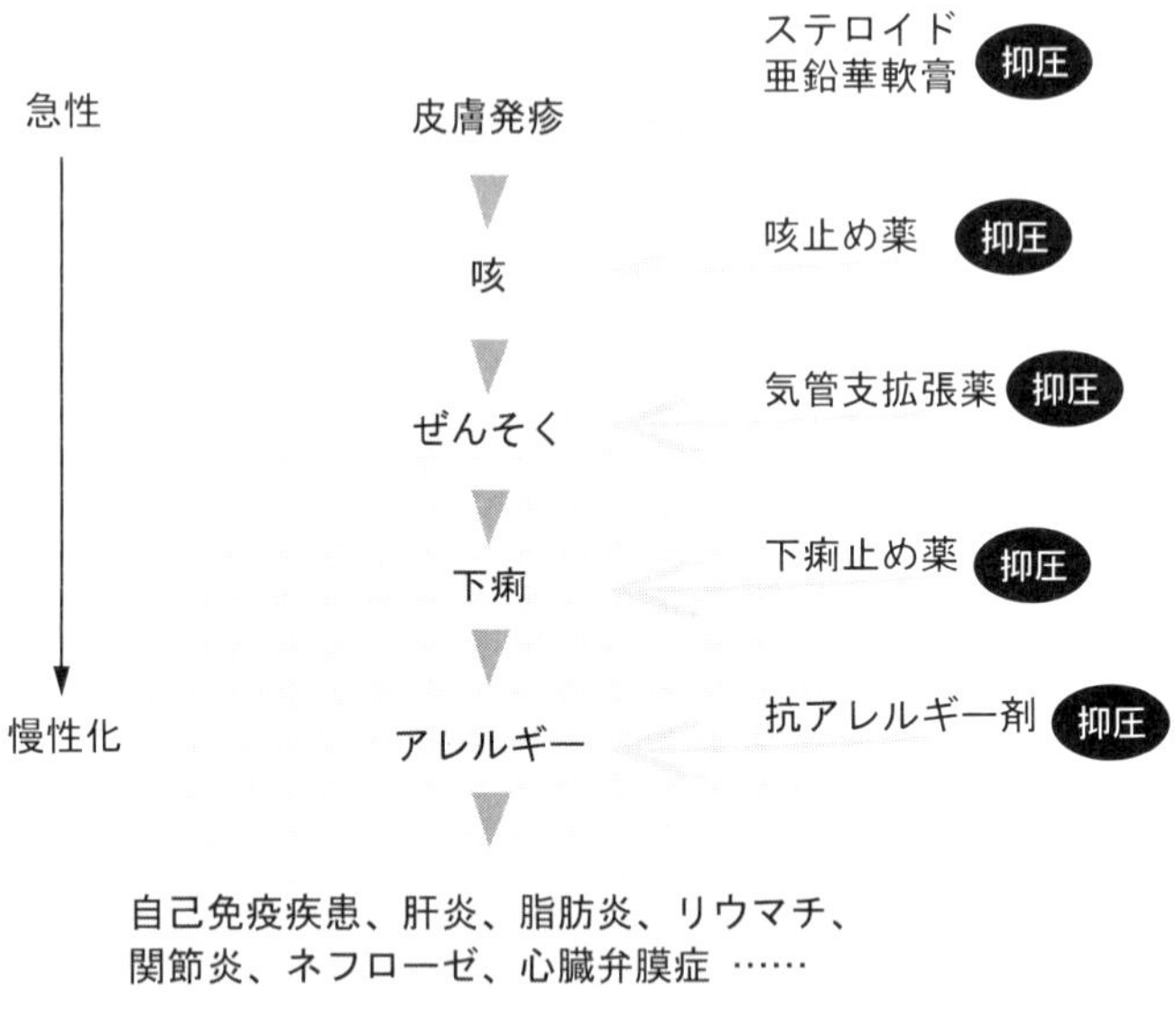

抑圧を続けると体はどんどん排出経路を失っていき、
毒を体内に溜めたまま症状を慢性化させていく。

を抱えることになるのです。

こうなると、血液中に異物がとどまり続けている状態なので、体は二度と同じ異物が体内に入ってこないように、アレルギー反応というかたちで防御します。慢性的に炎症を起こしている腸管から、未消化のタンパク質などが血液中に入るとアレルギーを増大させます。

さらに、予防接種の中に含まれる異物が血液中に存在し続けることで、それらが血流の悪い部分（心臓の弁・関節部・腎臓・肝臓などの臓器）に付着すると、その細胞を異質なものに変化させます。なぜなら、異物は本来の生命エネルギーを歪めてしまうからです。こうして、自分の細胞とは少し異なった細胞が増殖し、やがて体はこれを異物とみなして攻撃するようになります。

先ほど、突然変異した異常抗体が自己免疫疾患の原因であると言いましたが、予防接種に含まれる異物が細胞や組織に付着することでも同様に自己免疫疾患の原因となりえます。これ自体は異物を排除しようとする生体の正しい機能ですが、こういったものからやはり関節リウマチなどの自己免疫疾患が生じます。

そういった慢性症状さえも抑圧してしまえば、毒はさらに循環しながら毒性を増し、肝炎、脂肪炎、関節炎、ネフローゼ、心臓弁膜症などを引き起こします。これは尿管から細菌が入ったネフローゼではなく、血液毒から直接出現する悪性ネフローゼなのです。またこれを抑圧するとなると、今度は神経と脳にその毒がまわります。

このように、異物が血液中に存在し続けた場合、最初は体もがんばろうという反応をするかもしれませんが、高熱を出し続けるというような、エネルギーをたくさん消耗する反応を継続することはできませんから、徐々に反応が小さくなって慢性化していきます。すなわち、もはや血液から毒を排泄できない状態になってしまうのです。

しかし、体はそのような慢性状態を決して解決したとはみなしません。ですから、再び未解決な問題の原因となるものが体に侵入しそうになると防御しようとするのです。

アレルギーの原因

たとえば、皆さんの家に泥棒がいるとして、その泥棒をどうしても追い出すことができません。皮下注射で直接血液中に異物が入るということは、泥棒が窓を壊して入ったわけでもなく、玄関の錠を破って入ったわけでもなく、いつの間にかリビングでお茶を飲み、寝室で寝ていたということであり、まるでその家の住人であるかのようになっていて、泥棒の証拠もなく、警察に訴えつまみ出すことができないような状態です。そこで家族の誰かに、２人として同じ泥棒らしき人物が入らないように玄関で見張っておくよう指示をして、入れてはならない人を特定します。「口の周りにヒゲがあり、ほっかむりをして鼻の下で結び、唐草模様の風呂敷を持っている人がきたら絶対に入れるな」というわけです。というのも、家の中にはすでに泥棒がいて、それが未解決の状態にあるために非常に敏感になっているので、これ以上似たような人間が近づかないように警戒し、近づいたら大騒ぎするわけです。

同様に、血液中に異物がある場合も、体は見張りをつけて二度と同じ異物が入らないように警戒するのです。その見張り役をＩｇＥ抗体といい、ＩｇＥ抗体が体の粘膜のマスト細胞（肥満細胞）のところにいくわけです。そして血液中に存在する未解決の異物がやってくると、その異物とＩｇＥ抗体が結合し、マスト細胞からヒスタミン等が放出され炎症を起こします。これを私たちはアレルギーと呼んでいます。こうみていくと、アレルギーは自分の中で未解決なものの反応なわけです。体は間違ったことはしないのです。

たとえば、花粉やピーナッツはそれ自体は危険なものではありません。しかし、それが血液の中にあったならば話は別です。血液の中に入ってそれを排出することができないときには、私たちはそれに敏感になって過激に反応するわけです。ですから、アレルギーがあるということは、血液中に異物が存在し続けているということであり、もちろん、抗体も存在し続けているということなのです。現代のアレルギーの増加と予防接種に含まれる異種タンパク質をはじめとするさまざまな異物は、密接に関係しているのです。

もうひとつ問題なのは、一度に大量の異物が侵入し、突然変異した異常抗体が生産されることによって、免疫システムが無秩序になってしまうことです。こういう状態になると体はほかの異物に対しても過度に敏感に反応するようになってしまいます。そのため、環境誘因に対しても過敏になり、もはや敵と味方の区別もできなくなり、湿疹、花粉症、気管支ぜんそく、食物アレルギーといったアレルギーが子どもたちのあいだで爆発的に増大する一因となってしまっています。多くの子どもたちが、予防接種後に免疫過敏症が形成され、数週間のうちになんらかのアレルギーをもつに至ります。

3歳前の予防接種は脳障害の危険性が高まる

血液中にある老廃物の排泄を含めた抗体反応を得るためには、体がその方法を学ばなければなりません。乳児のときにはそのやり方を知らないのです。私たちが生まれたばかりのときには、まず初歩的なことから学んでいくわけです。呼吸を学ぶためにも数分かかるのです。子どもは最初、皮膚の温度＝体温を保つということを学びます。そしてそれができたらすぐ、母親から母乳を得るということを学びます。それによって消化・排泄を順番に学んでいきます。赤ん坊が体に毒を溜めたりストレスを溜めたりすると、下痢をしたり、吐いたり、痰を出したりしますが、それができるようになるには生後1日ほどかかります。さらに、赤ん坊が実際に熱を出すまでには、生まれてから数日、数週間の時間が必要となります。これは、子どもが発育過程で学ばなくてはならないことですが、理想的には1歳くらいまで血液の毒を排除しなくてもよい環境にするべきです。そして、できれば2〜3歳、そのあとくらいまで避けたいわけです。生後3カ月の赤ん坊に予防接種をするということは、小学生に高校生レベルの数学を強制的に学ばせているようなものです。こうなるともちろん、しっかり対処することができませんから、マクロファージやNK細胞やキラーT細胞ではなく、最終段階のB細胞による一時しのぎとしての抗体生産の手段がとられ、ワクチンに対する抗体はつくられるものの、ウイルスを含めた毒や異物を排泄することはできないのです。ですから、このとき血液中に入った異物の多くは、血液中にとどまり続けたり、神経系にまでいってしまうわけです。

するとミエリン鞘が破壊されて、神経伝達がうまく行われなくなり、さまざまな取り返しのつかない問題となってしまいます。ミエリン鞘というのは、神経細胞を覆う脂肪の膜です。神経線維にはこのミエリン鞘があるものとないものがあるのですが、ミエリン鞘のある神経繊維は、これによって神経の伝達がスムーズに行われています。脳は、最初に神経細胞の分化が起こり、次にミエリン鞘が形成され、最後にシナプスが形成され、脳の回路が完成するというふうに段階を踏んで発達します。その大事なミエリン鞘は脳の大部分の場所で、だいたい1歳までに形成されますが、脳の場所によっては2〜3歳までかかります。予防接種をする時期が早ければ早いほど、脳に障害が生じる可能性が高くなります。ですから、できれば3歳までは血液中に毒を入れるようなことをしてはいけないのです。もしそれがむずかしいのであれば、せめて1歳までは予防接種をしないでほしいのです。

最近、自閉症とワクチンの中に含まれている有機水銀（チメロサール）の関係がクローズアップされていることを受けて、チメロサールを含まないワクチンも使われ始めています。しかし、免疫系がしっかり確立していない1歳未満の乳児の血液中にさまざまなウイルスなどの異物が直接的に入っていくことが、自閉症にかぎっても、根本的な問題なのです。さまざまな異物が血液中に入ることによって免疫力が著しく低下するだけでなく、将来的に自己免疫疾患や癌などの難病やアトピー、ぜんそく、アレルギーなどになるリスクが飛躍的に高まることは言うまでもありません。

前述したとおり、この抗体というのは、ウイルスや細菌や毒に目印をつける役目なのです。「ここにある」ということを示すだけであり、それがイコール排泄とはなりません。何度も繰り返しますが、抗体＝免疫ではないのです。抗体＝免疫だと思っているとしたら、高級掃除機を購入しただけで家の中がきれいになったと幻想するようなものです。

す。

胸腺への悪影響が精神疾患や発達障害を生む

現在、集団予防接種によって、国民のあいだに精神疾患や発達障害があらわれてきていま

子どもが誕生してから7歳までの最初の7年間、子どもが正常に発育するためには十分な温かさが必要です。温かさとは文字どおり「熱の力」のことであり、同時に「愛の力」でもあります。

子どもは、親や先祖から代々受け継がれた遺伝的・感情的・カルマ的な負荷を持って生まれてくるものですが、早い段階で、粘液を出すことによってそれらの負荷を排泄します。粘液を出し切ることによって、親や先祖たちの遺伝的・感情的・精神的なくびきから解き放たれ、そうして初めて自分本来の人生を生きられるようになるのです。子どものかかる病気は、その熱によって粘液とともに先祖の負荷を排泄しきるよい機会となってくれるもので、ありがたいものだといえます。

しかし、もしこの時期に熱の力が抑圧されたり、抗生物質や予防接種によって自然な免疫システムの活動が乱されると、捨て去るべき粘液が子どもの体内に何年も溜まり続けることになります。その場合、子どもは先祖や両親の遺伝的・感情的・精神的情報を保持したままとなり、その影響を受けるようになります。そして後年、自己表現を制限するようになった

り、成人しても自分自身の人生を生きず、両親のパターンを繰り返すようになったりします。

生まれてから最初の7年間、免疫システムの中心は胸腺にあり、そこには白血球のTリンパ球がたくさん蓄えられています。胸腺は生後何カ月間かは母乳によって養われ、その後は両親や家庭の温かい愛の力によって支え続けられます。胸腺の発達は免疫のみならず、健全な精神と感情の発育に大きくかかわっています。この時期に愛の力を注がれることによって、自分の基盤となる家庭や家族をいつくしむ感覚が育まれるのです。もしこの時期に親から温かい愛と保護を十分に得られなければ、胸腺の発育が不全になってしまい、それは後に感情的問題のきっかけになります。

次の7歳から14歳までの7年間は、特に神経系がめざましく発達する時期です。想像力や創造力が吹き込まれ、その子ども本来の個性と自由が発揮されるようになってくるのです。そしてこの時期に、子どもは両親と感情的に分離し、独立心を芽生えさせていきます。これは、その子どもが自分本来の個性を発揮する時期にきているということで、健全な成長過程のプロセスです。そしてこの感情的な分離と呼応して、このころに体内の免疫システムの中心は胸腺から骨髄と血液に移行し、胸腺は退化していきます。

このように、胸腺は発育段階に応じて大きくなったり小さくなったりし、免疫機能を担うと同時に、子どもの感情的・精神的発達に大きく関与しています。

しかし、予防接種はこの胸腺の働きを大きく狂わせてしまうのです。赤ん坊のうちに予防接種すると免疫システムの過活動が引き起こされ、胸腺内に激しい活動が引き起こされます。これによって胸腺が異常なスピードで発達してしまい、本来ティーンエイジャーになってから迎えるべき発達のピークを、２～３歳で迎えてしまうことになります。つまり、肉体はまだほんの小さな子どものまま、感情や精神だけがあまりにも早くティーンエイジへと突入し、思春期特有の感情過敏や醒めた感覚をもつようになるというわけです。

胸腺の早すぎる発達と未成熟のままの退化は、ほかにもさまざまな症状を引き起こします。過度のかんしゃく、多動、世間から感情をひどく打ちのめされたような感覚、自閉症、学習障害、良心の欠如、感情の働きが極度に活発になることからのＡＤＤ（注意力欠如障害）、さらには児童犯罪の引き金にもなります。

エイズにみる最新の免疫学

１９４０年、チェースという人が、ノーベル賞を受賞したもう1人の医師と「細胞免疫と比較すると、抗体は免疫システムの中では役割が非常に小さい」ということを発見しました。いまから70年くらい前のことです。

チェースは、抗体は体内に未解決の問題があるということを免疫組織にわからせるように、ウイルスや毒などの異物に目印をつけているだけだ、ということをつきとめたのです。このことによって、免疫組織がしっかりしている人は抗体が少ないということがわかったのです。

　これは、私たちが教えられてきた世の常識とは全く逆です。本当に不思議なことですが、いまだに抗体価が高ければ高いほど免疫があると考えられているのです。本当に免疫力があるならば、抗体価は低くなるということがもう70年も前に明らかになっているにもかかわらず……。そして、抗体＝免疫という間違った考えのもと、抗体をつくらせようと必死になってワクチン開発が進められているのです。

　抗体は病原体や毒素を不活性化させるかもしれませんが、破壊はしません。病原体や毒素は体外に排泄されることもなく、血液中にとどまり続けるのです。それが問題なのです。抗体がつくられたとしても、ウイルスや異物を排泄することができない状況にあるかぎり、抗体を生産するB細胞は活動的にならざるを得ず、本当の免疫力、すなわちT細胞の活動は抑圧されたままになっているのです。

　この極端な例としてエイズがあります。エイズは、排泄できない異物がたくさんあることによって、抗体だけが過剰につくられ、著しく免疫が低下し、病気を押し出すことができない状態で生じているのです。具体的には、エイズの場合、キラーT細胞の値が低く、B細胞の値が高いのです。つまり抗体がたくさんあるというわけです。患者が山ほどの抗体をもっているという事実は、免疫が十分に働いていない結果なのです。

エイズにかかった人たちというのは、体内にエイズウイルスがあるわけではありません。エイズの症状があり、エイズという病気で死ぬのですが、エイズウイルスが見つからないのです。エイズウイルスは細胞の中に侵入することができ、T細胞、特にヘルパーT細胞（おそらくTh1）にも入っていくのですが、T細胞は早いスピードでリサイクルするので、エイズウイルスもすぐに排泄されてしまうのです。

エイズウイルスがT細胞の中にも入っていくところから、エイズが免疫機能を破壊するという間違った神話ができてしまったわけですが、実際、エイズ研究者は、免疫システムを大きく破壊するようなエイズウイルスは存在しないといっています。

しかし、エイズウイルスそのものを検出することはできず、ウイルスに対する抗体を見つけることができるだけなので、キラーT細胞の反応が低く抗体が多いと「HIVポジティブ」と表現されるわけです。

そして免疫学者は、「ウイルスに対する抗体を見つけたら、これは健康を害していく」と言いはじめたのです。ですから、HIVの抗体とは実際には悪いものなのです。なぜならば、免疫システムがキラーT細胞からB細胞（抗体）へ移ってしまうからです。

世界各国でエイズワクチンを開発しようと必死になっていますが、ワクチンの性質上、その悪いものであるHIVの抗体をつくらせようとしているわけですから、エイズワクチンという存在が矛盾する存在です。ですから、私はこれまで「エイズワクチンが成功することは決してないだろう」と言ってきたのです。そのとおり、今日までエイズワクチンの開発に成功したという話を聞きません。そしてこれからも聞くことはないでしょう。

どうやってエイズになっていくかをここで考えてみましょう。

予防接種をすると一度に大量の異物が血液中に侵入するため、それを排泄できない事態になります。もちろん、免疫は低下します。そうすると、前述したとおり内部にエネルギーが注がれ、外の感染症に対する抵抗力が小さくなり、感染しやすくなります。もちろん、病原体が感染するための餌となる異物が血液中に豊富に存在することも、感染しやすくなる要因です。感染すると熱や発疹などの排泄症状が生じますが、その症状を抑圧した場合、その病原体も血液中にとどまることになり、さらに抗体が増え、免疫力もさらに低下します。そうするとさらに、ほかのなんでもない細菌やウイルスにも感染しやすくなります。そうしてほかの病原体に感染し、同様に排泄のための熱や発疹、あるいは咳や鼻だれを出しますが、そ

免疫力がある人とない人

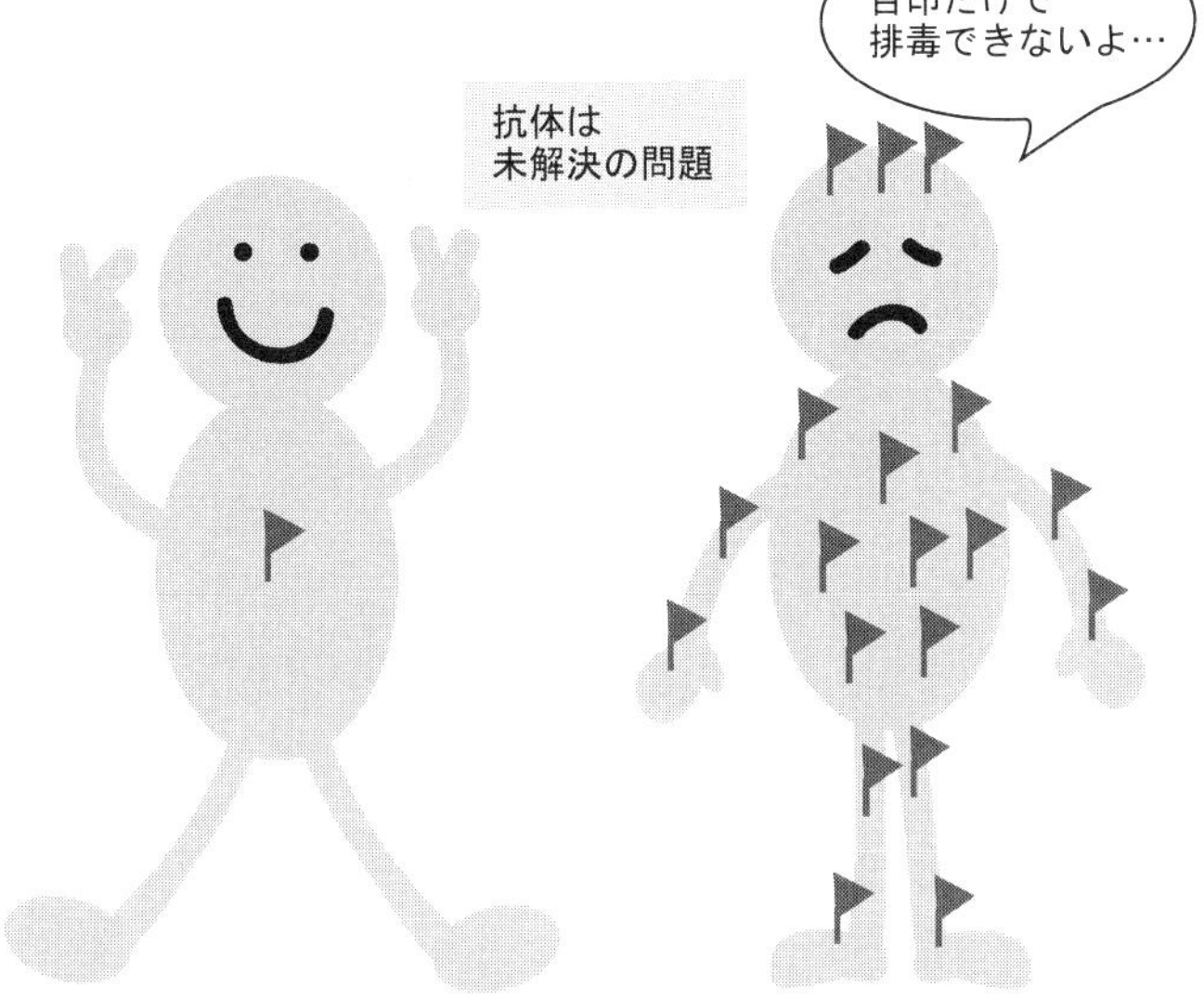

免疫力がある人は抗体が少ない
＝血液中の異物をすぐに排出できる

抗体がたくさんあっても免疫力がない
＝血液中に異物がずっと溜まったまま

の症状も再び抑圧されると、その細菌やウイルスも血液中にとどまり、さらに抗体がつくられ、さらに免疫が低下します。このようになると、血液中は抗体だらけになると同時に免疫力が著しく低下し、どんな微生物も危険な存在になってしまいます。これがエイズといわれる病気の実態です。

現在、エイズ研究で目指していることは、キラーT細胞の反応を高め、抗体の反応を低下させるということです。どうかよく留意してください。これはワクチンがやっていることと全く逆のことなのです。

しかし、ワクチン開発は依然として、抗体をつくらせることを目的として開発、製造されているわけです。アジュバント（抗原性補強剤）などの毒物を入れて無理やり抗体をつくらせるワクチンのやり方は、免疫を低下させ、未解決の問題をつくりだし、病原体を血液中にとどまらせるものであり、慢性化させることを目的としたものとしか考えられないのです。

ただし、誤解していただきたくないのは、私は毒を無毒化したり、病原体を不活性化させる抗体の役割を100％否定しているわけではないということです。抗体生産だけが免疫のすべてではないということ、むしろ抗体の役割とは免疫システム全体の中では低いということを理解してほしいのです。抗体だけにとらわれて抗体検査をし、免疫があるとかないとか議論をすることは愚かしいということです。そしてその抗体を増やすために予防接種をしているとしたら、まさに健康を害して免疫を低下させているということで、実に恐ろしいことなのです。

ワクチン

ワクチンの種類

ワクチンとは、感染症予防のためにつくられた、各種感染性疾患の病原体に由来する抗原

①生ワクチン	細菌やウイルスなど、もともとの病原体を継代培養（細胞の一部を新しい培地に移し、再び培養すること）したもの。弱毒化した病原体を含んでいる。	麻疹ワクチン・風疹ワクチン・おたふくかぜワクチン・ポリオワクチン・ＢＣＧワクチン・水疱瘡ワクチン
②不活性化ワクチン（死菌ワクチン）	全体菌ワクチン（加熱処理などをして毒性をなくした病原体全体を使ったワクチン）	百日咳ワクチン・日本脳炎ワクチン・インフルエンザワクチン・Ａ型肝炎ワクチン
	コンポーネントワクチン（病原体の一部分を用いたワクチン）	肺炎球菌ワクチン・髄膜炎菌性髄膜炎ワクチン
	リコンビナントワクチン（病原体の遺伝子組み換えを行ったワクチン）	Ｂ型肝炎ワクチン
③トキソイドワクチン	病原体が増殖する過程で産生される毒素（トキシン）をホルマリンで処理し無毒化したもの	ジフテリアワクチン・破傷風ワクチン

※一般的に②、③の不活性化ワクチンやトキソイドワクチンは一定の期間が経過すると免疫力が低下しやすい傾向にあり、①の生ワクチンは②、③よりも低下しにくい傾向にあります。

の総称で、予防接種では前頁の分類があります。

破傷風とジフテリアのワクチンは必要か

小児病とは異なる感染症についても触れておきます。予防接種に反対な人の中でも、破傷風の予防接種だけは必要だと考えている人もいます。しかし、それは本当でしょうか？

破傷風とジフテリアの予防接種は、病原体の増殖を抑えるのではなく、病原体が出す毒素を無毒化する目的で行われます。そのため、ワクチンは病原体を用いるのではなく、毒素をホルマリン処理したトキソイドワクチンを使います。ホルマリン処理したとはいえ、体にとっては脅威と感じる異物が一度に大量に血液中に入ることになり、異物に対する抗体は形成されるかもしれませんが、それを排出することができないという状態になります。そして、異物が血液中にあり続ける限り、臨戦態勢として抗体も存在し続けるわけです。もし、免疫がしっかり働いている健康な人であれば、抗体と結合した毒素は徐々に体外に排泄され、やがて抗体価も低下するはずです。

もし破傷風菌が体内で増殖し毒素（神経毒）を放出する事態になったとき、その毒素と結合し、無毒化する抗体が存在していれば、確かに予防効果はあるといえます。しかし現在、破傷風やジフテリアにかかる人がほとんどいない状況の中で、生後３カ月からＤＰＴワクチン（ジフテリア・破傷風・百日咳の三種混合ワクチン）を接種し、毒素を血液中に入れ、慢性的な未解決の問題を抱え続けることで免疫を獲得しようとすることは、とても無意味に思えます。

もう一方で、ワクチンの副作用という大きなリスクもあります。それだけのリスクを冒して、破傷風とジフテリアの予防接種をする意味があるのかどうかはとても疑問です。たとえてみるならば、誰かにきりつけられる危険に備えて、重いよろいかぶとを常に身につけているようなものです。身動きが自由にとれないために（＝免疫が低下しているために）危険の回避が遅れるリスクのほうが高いのです。そんなことは現実的ではありません。健康を犠牲にして達成される予防などナンセンスです。仮に破傷風やジフテリアを特異的に予防できたとしても、予防接種による免疫低下により、それ以外の病原体によって死ぬリスクのほうが高くなるでしょう。

また、破傷風やジフテリアが万一発症しても、ホメオパシーには破傷風やジフテリアに合うすばらしいレメディーがあります。あるいは、破傷風やジフテリアをホメオパシー的に予防することもできます（第８章「ホメオパシー的予防」参照）。

ただし、戦場などのように衛生状態や栄養状態が極端に悪く、破傷風やジフテリアで死ぬ人が多発している地域においては、重いよろいかぶとを身につけること（破傷風、ジフテリアの予防接種をすること）が正しいといえる場合もあるかもしれません。

しかし、それは本当に特殊な状況であり、私たちホメオパスは、少なくとも衛生状態や栄養状態がよい日本において、破傷風やジフテリアの予防接種を実施することにも反対するのです。

第4章
予防接種の歴史

予防接種の発明

ジェンナーと牛痘接種法

予防接種が、どのような歴史をたどって今日に至っているのかをここで振り返ってみます。

予防接種は、18世紀にイギリスの医学者エドワード・ジェンナーが天然痘予防対策として牛痘接種法を発明したのがはじまりです。18世紀の欧州では、天然痘は最も怖い病気の一つとして恐れられていました。多くの死亡者を出し、命が助かっても、ひどいあばた面になりました。実はジェンナー以前から、一度天然痘にかかった人は二度とかからないということが経験的に知られており、天然痘にかかった人の膿をメスにつけて、健康な人の皮膚に切り込みを入れて天然痘にかからせてしまい、天然痘の恐怖から解放しようとする医師もいました。ですから、ジェンナー以前から予防接種のようなことは行われていたわけです。しかし実際は、天然痘が重症化し死亡率が著しく高くなると同時に、感染を拡大する原因にもなりました。

エドワード・ジェンナーが登場したのはそんな時代で、ハーネマンがドイツで生まれるより6年早く、英国で生まれました。牛痘法発明のヒントとなったのは、ミルクメイドと呼ばれた牛の乳を絞る女性たちは天然痘にかからないという事実を農夫から聞いたことでした。

彼女たちは天然痘にかからない代わりに、牛の天然痘である牛痘にかかっていたのです。しかし、人が牛痘にかかっても手や顔に発疹が出るくらいで死ぬことはなく、天然痘に比べるとはるかに軽い病気でした。そこでジェンナーは、天然痘の膿ではなく、天然痘と同種の牛痘の膿を人の皮膚に植えつけることで天然痘を予防することができるのではないかと考えたのです。しかし実際のところ、ジェンナーは最初、牛痘は水し病に感染した馬が草を踏み、牛がその草に接触することで感染して生じると考え、牛痘ではなく馬の水し病の膿を人の皮膚に植えつけ天然痘を予防しようとしていたのです。

牛痘感染者が天然痘にかからないということは、ジェンナー以前から経験的に知られており、当時、同種療法（ホメオパシー）の例として引き合いに出されていました。もしかすると天然痘の代わりに牛痘を使うというアイデアは、同時代に活躍していたハーネマンの同種療法がヒントになっている可能性も考えられます。

ところで、予防接種は同種の病原体を接種することからホメオパシーと似ているといわれます。しかし、ジェンナーのやったことはアロパシー的な予防法です。ホメオパシーならば、高濃度のウイルスを含む牛痘の膿そのものを使うのではなく、超微量の法則に基づき、膿を高度に希釈・振盪したレメディー〈バクチナイナム〉を使いますし、皮膚を突き破って直接体内に入れるようなことはしません。実際、百年前のバーネットという医師は、牛痘ではなく天然痘からつくられたレメディー〈バリオライナム〉を使って天然痘予防に成功していますが、もちろん皮膚を突き破って直接体内に入れるようなことはしていません。

ワクチンというものは、たとえてみれば、〈アーセニカム〉という天文学的に希釈されたヒ素のレメディーではなく、ヒ素そのものを直接皮膚の下に埋め込むようなものです。これでは病気になるしかありません。ですから、予防接種とホメオパシーは全く違うものなのです。

ちなみに、ジェンナーは自分の子どもで人体実験を始めましたが、実際には身寄りのない子どもを使って牛痘接種の実験をしていたようです。

牛痘接種がもたらしたもの

ジェンナーの牛痘接種は実際に何をもたらしたのでしょうか。

天然痘の予防接種が天然痘を撲滅させたと日本でも大々的に喧伝されましたが、「ワクチンはすばらしい」というのは、現代医学の勝利の象徴として利用するための偽りの歴史物語です。天然痘は、予防接種が紹介される前にすでに衰退を始めており、放っておいても絶滅していたというのが実態です。専門家のなかには、天然痘はさまざまな要因によって、いずれにせよ19世紀中には消滅していたはずであると断言する人もいます。実際、天然痘撲滅運動と称して各国で国民に牛痘接種が義務づけられましたが、感染者は減らないどころか増え

ることが多かったようです。結局、撲滅にいちばん有効だったのは天然痘患者を隔離すること
とでした。

英国においては、無料の牛痘ワクチンが１８４０年に導入され、１８５３年に義務化されました。義務化される以前、天然痘の予防接種をせずに天然痘にかからなかった市がいくつかあり、逆に、天然痘の予防接種を受けたために天然痘に感染した地域があったことが知られています。そして義務化されて以後、死亡者は毎年増え続け、１８５７年の死亡者が７０００人程度だったのが、１８７２年には2万人を超えるまでになりました。

英国でも日本と同様、天然痘の予防接種は現代医学の勝利の象徴として広く喧伝されていましたが、結局英国政府は、益よりも害の多い種痘を１９４８年に禁止せざるを得なくなりました。そして英国保健省は、その人が天然痘の予防接種を受けたか否かにより、後々の病気の診断が決定されることを認めました。これは、天然痘の予防接種を受けた人は、天然痘から「保護されているはず」であるから、後に似たような症状を示す病気にかかった場合は、天然痘以外の病気と診断されるという意味です。たとえば、本当は天然痘なのに、水疱瘡、膿疱発疹、仮痘、猿痘などと診断されたということです。その結果、とても奇妙なことが起こりました。１９３４年までの30年間に、イングランドとウェールズ地方において、３１１２人が水疱瘡で死亡したのに対し、天然痘により死亡したのはたった５７９人という

ことになってしまったのです。当時から水疱瘡は致命的な感染症ではなかったにもかかわらず……。

日本においては、１８７２年に種痘が義務化されて以後、天然痘患者の数は毎年増加しています。１８９２年には16万人以上が発病し、約３万人が死亡しています。その人たちは皆、天然痘の予防接種を受けていました。日本の種痘接種は１９７６年に事実上中止され、１９８０年にＷＨＯより「天然痘撲滅宣言」が出されました。

しかしこの宣言は、予防接種をすばらしいものとし、現代医学を称えようとするための演出ではないかと疑われます。本来ならとっくの昔に絶滅していたであろう天然痘を拡大させ、そのときまで長引かせたのは、天然痘の予防接種それ自体なのではないかという疑念と、種痘によって多大な健康被害と多くの悲しみを引き起こした事実をみえなくさせています。

バーネットの警告

百年前の医師コンプトン・バーネットは、「天然痘の予防接種は天然痘にかかる人を減少させるかもしれないが、死亡率は高める」と警告し、実に多くの天然痘ワクチンによる病気が想像以上に広範囲に及ぶことを、臨床を通して証明しています。彼は、ワクチンによる病気を「ワクチノーシス（ワクチン病）」と呼びました。

バーネットは警告しています。

「慢性ワクチノーシスは、通常の医学の知識範囲を完全に超えたところに存在する。医学用語では『予防接種の副作用』としてときどき顔を出すこともあるが、何も理解されていないがらくたにすぎず、悩める人類や医学にとって障害物でしかない。明快に定義されるほど十分に研究されていないのである。原因を探る以前に一般的にその存在すら認識されていない。予防接種者はワクチノーシスに苦しんでいるか、まだ病気にはなっていないが控えめな病的状態であり、損傷を受けている。そうでなければ予防接種者とはいえない。というのも、天然痘から身を守ることができるのは、その病状があるからである。……（中略）……予防接種を受け、失敗した場合には痘疹が出ないが、ワクチノーシスの最悪の症例では痘疹がでない。よって私が真実だと信じていることを告げる。これは、ワクチンが組織の深い部分に入り込んだが局部現象を起さなかったということであり、その場合、非常に深刻な内部発達を起こし、その後、さまざまな悪性症状を併発する可能性がある」（『ワクチノーシス』〈ホメオパシー出版刊〉以下の引用も同様）

ここに書かれたことは全く正しいと考えます。ワクチン接種をして局部の発疹がみられない場合、それはワクチンの毒の排泄がうまく行われなかったということであり、病原体が血液中にとどまっている状態、すなわち根深く慢性化している状態で、のちのち天然痘の急性症状とは異なるかたちのさまざまな慢性症状として現れる可能性が考えられます。その最たるものが癌です。

さらにバーネットは続けて警告します。

「この今までにない考え方についてもう少し掘り下げてみよう。私自身は〈真実〉と断定したいのであるが、それを真実だと認める人は非常に少ないだろう。皆は予防接種をして発疹が出なかった（失敗した）としても、それは、その人にもともと免疫があるからだと考え、何も問題は生じないと信じている。しかしながら精密な観察によって、私は必ずしもそうだとはかぎらないことを知った。予防接種が失敗した日以来、調子が悪いという人が実に多い。私の見解は以下のとおりである。予防接種者はワクチンウイルスによって毒されている。実は発疹は、注入されたウイルスから自由になろうとする組織上の反応である。もし発疹が出ず、ウイルスが吸収された場合、排泄のプロセスは慢性化へと進行する。すなわち、不全麻痺、神経痛、頭痛、にきび、吹き出物などとなって現れる。したがって反応が低ければ低いほど、慢性ワクチノーシスに苦しむ確率が高くなるのである。すなわち予防接種の本当の病気の慢性化、神経痛や不全麻痺である。

昔と比べて、今日、神経痛は一般的だということに多くの医師が同意することだろう。そして経験上、そのような症例の多くがワクチノーシスのせいだといわざるをえない。もし同僚がそのような神経痛についての私の病因学に反対するのであれば、もっと納得のいく説明をしようではないか。〈神経痛〉という言葉は病気の知識および病理学上、無数の罪があり、それと比較して私の仮説は自然科学上、正確だといえよう！」

〈神経痛〉という病名は病気の原因を隠し、真の治療を妨げさえします。それは本来「ワクチン病」と呼ばれるべきである、ということです。そしてバーネットは、以下に代表される多くの症例をホメオパシーで治癒させることを通して、それらが天然痘ワクチンによってもたらされたワクチノーシスであることを証明しています。

……瀕死の赤ん坊、急性病、膿疱性の皮疹、20年来の眼窩神経痛、9年来の慢性頭痛、腫脹した腺・肺尖カタル、顎に無毛の斑、習慣的なインフルエンザ、全体の不調および頭痛、顔や鼻のにきびおよび鼻の皮膚炎、右目の神経痛、病的な指の爪の症例、下垂症、不全と麻痺、脊髄の炎症、書痙・頭痛・脾臓の肥大、成長の停止および片側不全麻痺、9年来の目の神経痛……。

バーネットは、予防接種が失敗した場合、すなわち発疹が出なかった場合、それは大変危険な兆候であることを洞察しました。それは全く正しいことなのです。発疹は排泄作用のあらわれであり、排泄が行われて初めて免疫を獲得することができるのです（もともと免疫をもっていれば別ですが……）

ワクチンを接種してすぐに患部がはれて熱をもち、のちに膿をつくり潰瘍化した場合、この子はワクチン毒を患部から排出する力があるということで大変健康であるといえます。3日〜1週間後に嘔吐、下痢が生じる場合は、ワクチン毒が全身にまわっているので半分健康で半分不健康であるといえます。一方、ワクチンを接種しても何も生じない場合、ワクチン毒を体内にとどめて排泄反応を何も起こすことができないということで、全くの不健康といえます。こういう人はのちのち癌になる可能性がとても高いといえます。

しかし、現在の製薬会社がやっていることは、まさに100年前に予防接種が失敗したと表現されたところの発想で頑張っているということなのです。すなわち、いかに抗体をつくらせ副反応が出ないようにするか、つまり、いかに一気に慢性化させ（血液中に異物をとどめ）、排泄作用（急性症状）が出ないようにするかが鍵となってしまっているわけです。

牛痘接種法の発明者であるジェンナー自身、晩年は予防接種に懐疑的になり、苦悩していたのです。ジェンナーは次のように告白しています。

「私は、やはり恐ろしい間違いを犯してしまったのではないか。そしてものすごい（危険な）ものをつくってしまったのではないか……。私にはそれがわからない」

ある人々はジェンナーの発見を、あらゆる感染症に対抗するすばらしい武器の発見だと思い込みました。けれども実際は、その陰で実に多くの人がワクチノーシスで苦しんでいたのです。18世紀末のジェンナーの予防接種導入によって、人類は言葉では言いあらわせないほど多くの悲しみ、苦悩、衰弱を与えられたのです。これが事実です。

ジェンナー自身、種痘によって死に至ったケースに何度も遭遇していました。しかし、彼は自分の発見を信じていたので、悲劇的な帰結については分別を欠くことになってしまったのです。そして、その生涯を終えるときになって初めて疑念に襲われました。しかし、その時はすでに手遅れで、その間にも医学界では、当時すでに住民のあいだで猛威を振るっていた感染症を封じ込められるものは、予防接種であると称賛していたのです。もちろん、意図的につくられた神話なのですが……。ですから人々は、ジェンナーの懸念を高齢者特有の衰えによるたわごととして無視してしまったのです。人は死の床で真の自分に戻るそうです。しかし、そのときに悔いてももう遅いのです。

過去の歴史をみても、医学というものは絶対的に正しいものではなく、多分に迷信的・妄信的な部分があります。かつて医師たちは、すべての出血と炎症の主な原因を、血液の過剰や汚れにあると考え、瀉血や吸血ヒルによって血液を除去・排出しなければならないと考えていました。

ベテラン獣医師ホメオパスのリチャード・ピトケアン氏は、次のようにいっています。

「百年後には、予防接種がいかに愚かな行為であったか、誰もが知ることになるだろう。いまのわれわれが、瀉血と水銀治療が愚の骨頂であるのを当然知っているように」

予防接種の発展

パスツールの狂犬病ワクチン開発

次に、予防接種がどのように発展してきたかについて振り返ってみましょう。ここではパスツールが大きな役割を果たします。

1884年2月25日、パスツールはパリの科学アカデミーで狂犬病についての重大発表を行いました。狂犬病の犬に噛まれた犬の血管に、狂犬病ウイルスを注入した場合、発病を抑えることができた（急性症状はときどきしか発生せず、ほえることや凶暴性を伴わない慢性的な症状に発達した）。その一方、脳に狂犬病ウイルスを注入した場合は必ず発病した、というものです。

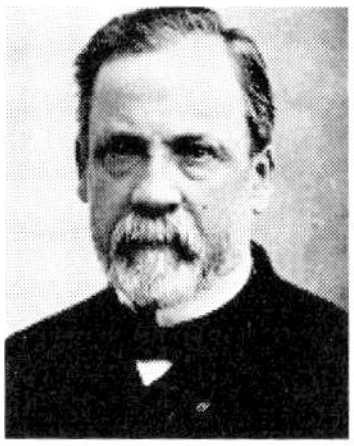

ルイ・パスツール

すなわち、狂犬病ウイルスを直接血管に注入することで、一気に慢性化し、それゆえ狂犬病の発症（急性症状）を抑えることができたということです。症状の慢性化とは、急性症状を乗り越えることができない場合に解決をあと回しにし、延命させるための方策であり、体のもつ知恵です。急性症状に耐えるだけの力がない場合には、この方法はやむを得ないものでしょう。しかし、予防を目的として、一気に慢性化させることで急性症状の発症を抑えるというのは、体のしくみの悪用といわざるを得ません。

パスツールはこれにヒントを得て、狂犬病ワクチンの開発に成功しました。1885年6月6日、狂犬病の犬に右手の中指、腿、ふくらはぎを深く噛まれた9歳の農家の子ども、ジョセフ・マイスターが父親と一緒にパスツールの実験室を訪問しました。このときパスツールは狂犬病ワクチンを初めて人体に応用したといわれています。11日間の注射にジョセフは耐え、狂犬病による死からまぬがれました。パスツールはさらに3カ月後にも、15歳の少年に対して治療を行い成功しています。

そして1885年10月26日、フランス科学アカデミーで狂犬病ワクチンの完成に関する有名な論文が発表されると、パスツールの名前は世界中に知れわたりました。しかし実際は、パスツールはこの2人の前に別の2人にも狂犬病ワクチンを施しており、そのうちの1人は接種の翌日に死亡していることがわかっています。

このパスツールの研究を受けて、バーネットは「予防の本質が変えられた」と警告します。たしかにここで予防の本質が変えられたのです。パスツールは、急性症状を回避するためには血管に直接病原体を注入し、一気に慢性化させればよいということを発見したわけです。こうして、病原体や毒素を血液中にとどめておくこと、すなわち、病気を慢性化させることが予防の本質となってしまったのです。病気にかからないのではなく、かかれなくする、い

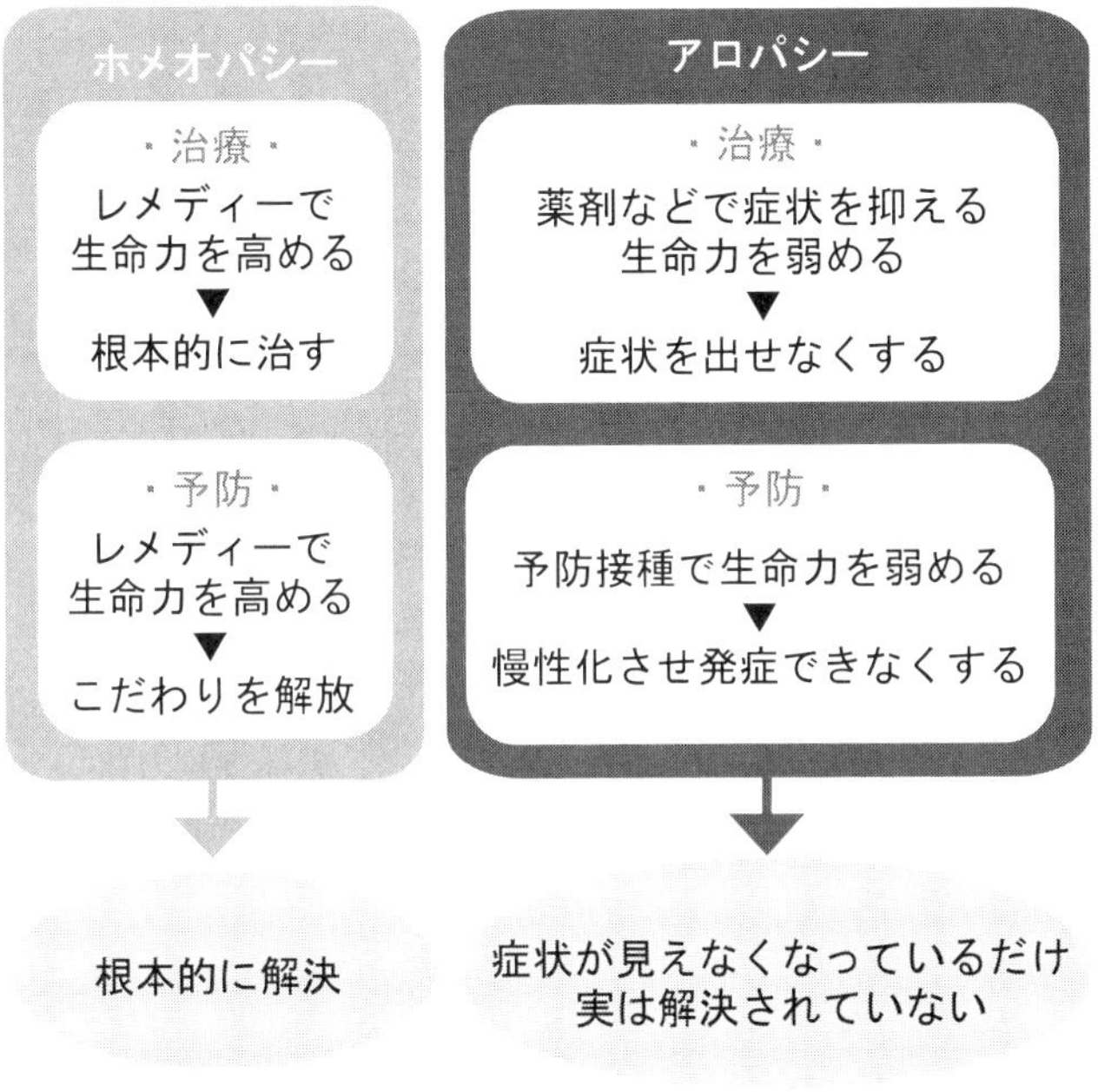
ホメオパシー
・治療・
レメディーで
生命力を高める
根本的に治す
・予防・
レメディーで
生命力を高める
こだわりを解放
根本的に解決
アロパシー
・治療・
薬剤などで症状を抑える
生命力を弱める
症状を出せなくする
・予防・
予防接種で生命力を弱める
慢性化させ発症できなくする
症状が見えなくなっているだけ
実は解決されていない

ホメオパシー的治療・予防と、アロパシー的治療・予防は
根本的に違う

え、かかれなくするのではなく、すでに慢性化した状態にするのです。そして、抗体があるので、発病することもないわけです。

たしかにワクチンは病気を発症させないかもしれませんが、感染を予防するものではなく、感染しても発症できないほどに免疫を低下させ、抗体をつくらせ、一気に慢性化させるということなのです。これは人体の非常時における生存機構の悪用です。本当の免疫はT細胞によって獲得されるべきものなのに、非常時に発動するB細胞による抗体形成を行うようにしむけているわけです。そしてパスツール以後のワクチン開発が、とにかく抗体をつくらせ、一気に慢性化させることで予防を達成する方向に進んできたのではないかと思うのです。

病気治療には、生命力を高め根本的に治す方法（ホメオパシー）と、生命力を低め症状を出せないようにする方法（現代医学のアロパシー薬剤による症状の抑圧や脱感作療法など）がありますが、同じく病気予防にも、こだわりを解放し生命力を高めて予防する方法（ホメオパシー的予防法）と、生命力を低め、あるいは慢性化させ発症できないようにして予防する方法（現代医学のアロパシー的予防法）があるわけです。ワクチンによる予防はいうまでもなく後者です。

予防接種の有効期間とは、慢性化状態にとどめておくことができる期間のことであり、したがって、ワクチン開発はできるだけ慢性状態を持続できるようにする方向で進んできたのではないかと思うのです。すなわち、ワクチンにさまざまな異物を入れ、いかに免疫を一気に低下させ、いかに異物を血液中にとどめるかが鍵となってきたのではないかということです。アジュバントとしてアルミニウム塩が加えられるのも、病原体や毒素などの異物がとどまり続け、確実に抗体が存在し続けるようにという意図からです。このアルミニウム塩は、健康に大きな問題があることがわかってきています。

予防接種後、長い年月をかけて病原体や毒素などの異物が一定以上排泄されると、つまり免疫力がある程度回復すると、体は感染し発症することができるようになります。あるいは自浄作用が働き、慢性状態から急性状態へと移行します。実際に感染するにせよしないにせよ、もう一度かかったような状態になって治癒していくのです。かかりきることで根本的に治癒していくのです。

ですから、バーネットのように奇妙な現象を観察することになるのです。すなわち、「一方で、健康体の人は予防接種後に天然痘になることが多い」ということです。これは健康であれば健康であるほど、残留するワクチノーシスを排泄する力が強く、抗体もとどまることがなく、同種の天然痘にかかることができ、排泄を促進する力があることを意味します。

繰り返しますが、予防期間とは実は慢性化状態にとどめておくことのできる期間を意味し、抗体価とは血液中に残存する病原体と結合した病原体・アジュバント・抗体の混合物の量であり、この量が減少するにつれて人は健康になるのです。というわけで、もともと健康であれば健康であるほど異物を排泄する能力が高いので、予防接種をしてから病気にかかる期間が短くなったり、同種である本来の感染症にかかって異物を排泄しようとしたりするのです。

バーネットは、「予防接種者は、必ず非予防接種者よりも不健康である（程度の差こそあれワクチノーシスをもっている）。このワクチノーシスの中に予防効果があり、ワクチノーシスは、健康体の人のなかでどんどん減少し、最終的には消える。そして予防効果も消える」と言っています。

この洞察には脱帽です。まさに全くそのとおりなのです。予防接種の予防効果は、病気の中にあるのです。「ワクチノーシス」は、「抗体」あるいは「異物」と置き換えてもいいかもしれません。抗体が存在するということは、異物があるということであり、病気があるということを意味します。予防効果は血液中にとどまる病原体や毒素、あるいはワクチンに含まれるさまざまな異物にあるのです。そしてそれら異物が血液中から排泄されたとき、予防効果も消えるのです。すなわち、人が健康を取り戻したとき予防効果も消え、人としての本来の生命を再び生きることができるのです。予防とは名ばかりで、実際は病気にさせられていただけのことなのです。これが人々からすばらしいと称賛され、医学の勝利と喧伝され、神話となった予防接種の正体です。

バーネットは言います。「もし私の主張が正しければ、いま行われている予防接種は、罹患率を減少させるが死亡率は増加させるといえよう。言い換えれば、天然痘にかかる人は減るが、死亡する人は増える。死亡率が上がる。どうしてそうなのか？

人に予防接種をすることは、その人を病気にするということなのである。ワクチノーシスを与え、（その後）その人が天然痘にかかったら、すでにワクチノーシスがあるゆえに、通常より悪化し、死亡する可能性が高いのである」

これは、牛痘の慢性病に天然痘という急性の病気が加わるから、より病気が重くなり、死に至るということです。子どものかかる病気の予防接種をして、のちに子どものかかる病気にかかると重症になるのも同じ理由からです。一方で、慢性化と急性の中間の症状を呈する場合があり、一部病気そのものを発症してしまいます。しかし、かかりきることはできず結局、慢性化してしまうことが多いのです。ですから、そういう人は二度かかることになります。

バーネットは言います。「パスツールとその研究仲間がその方向に突き進んでおり、いずれ座礁するのは火をみるより明らかである」

ですが、予防接種が意図的に神話にまで高められてしまったために、座礁した姿が見えなくなってしまいました。これには、天国から眺めているバーネットもびっくりでしょう。もし現在も瀉血や水銀治療が行われているのをみたら、腰を抜かしてしまうのと同じことです。

バーネットは言います。「その結果、犬は最終的に致死量ほどのウイルスをもつため、完全に狂犬病から守られる。パスツールは、予防接種によって狂犬病が消滅するまでには相当の時間を必要とするが、それが達成されるまでのあいだは、狂犬病にかかった犬によるかみ傷が招く結果を回避できると確信している」

つまりパスツールの方法は、致死量ほどの狂犬病ウイルスを血管に注入し、狂犬病の慢性状態をつくりだすことで、逆に完全にその病気から守られるというものです。そして、血液中の病原体と抗体が排泄され、その慢性病が消滅するまで相当の期間を必要とし、長期の予防が可能となったのです。こうしてパスツールは、現在の予防接種の基礎をつくりあげたのです。しかし、パスツールもジェンナーと同様、晩年になって自分の過ちに気づいたようです。そして次のような言葉を残しています。

「病原体は原因ではない。土壌がすべてである」

奇しくもビシャンプが最初に言ったことと同じ見解に到達したわけです。

予防接種神話の嘘

予防接種が感染症死亡率を減少させたという嘘

子どものかかる病気をはじめとする感染症のほとんどが、予防接種が導入される前に衰退していました。すなわち、子どものかかる病気を衰退させたのは予防接種ではなく、衰退させるほかの要因があったのです。19世紀以降、感染症による死亡率が急激に減少した理由は、ひと言でいうと生活水準が向上したためです。上下水道が整備され、衛生状態・栄養状態が改善され、貧困や飢えが減り、労働条件が決定的に変化して安定した生活が手に入るようになったことが大きな要因です。また、病原体の発見によって病気の原因が特定できるようになったことも一因です。病気の原因が不明であることが、人々に心理的負荷を与えていたという側面もあります。

以下のグラフからも、予防接種がこれらの病気を減少させたというのはあからさまな作り話だということは明白です。予防接種はすばらしいものであるという幻想を人々に植えつけさせるため、意図的につくられたものと推測します。

その決定的な証拠といえるものを、小児病の猩紅熱（溶連菌感染症）の死亡率の推移にみることができます（資料①参照）。ちなみに、猩紅熱ワクチンは存在していませ

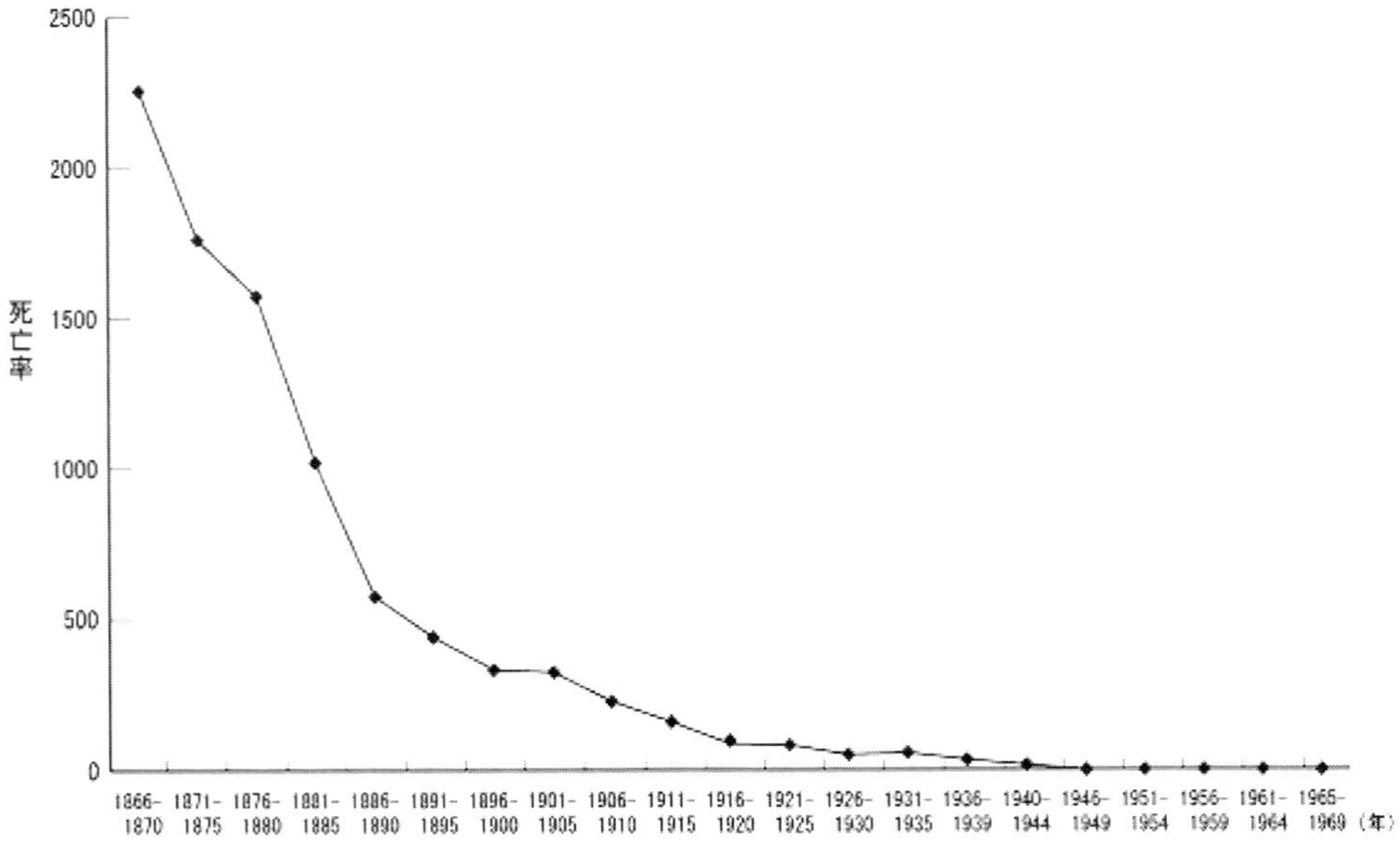

資料①　猩紅熱：15歳以下の子どもの年間死亡率（人/子ども百万人）
（イングランドおよびウェールズ地方）

資料①～⑤のグラフの出典：HMSO Book Source : OPCS
（HMSO Books : Her Majesty's Stationery Office / OPCS : Office of Population Censuses and Surveys）

ん。英国では1860年代には猩紅熱の死亡者数がいちばん多かったのですが、ワクチンがつくられる前に猩紅熱を発症する人、死亡する人の両方が激減したためにワクチンをつくる必要がなくなってしまっていたのです。1960年代以降は、猩紅熱による死亡者は出ていません。この病気が衰退したことに関して医療科学者は、「抗生物質の治療により、発疹を伴う連鎖球菌性咽頭炎が少なくなったため」と主張しています。しかし、医学史を専門にしているロイ・ポーター（Roy Porter）は、次のように記しています。

「ほかの伝染性の病気と同様に、この病気の減少は治療法が飛躍的に進歩したからではなく、より健康的な環境が整ったことと患者の抵抗力が強くなったためである」

これは、猩紅熱のワクチン開発が猩紅熱の死亡率を減少させることに成功した、という物語を創作する間もなかったということです。

ですから、ほかの病気に関しても、ワクチン開発がもう少し遅れていたら、予防接種が死亡率を減少させたとはいえなくなっていたでしょうし、猩紅熱の場合と同様に、ワクチンの開発の必要がなくなっていたのではないかと推測されます。なぜなら、予防接種によって免疫が傷つけられることなく、子どもたちは、子どものかかる病気をやすやすと克服することができたのでは、と考えるからです。予防接種は、免疫不全の病気にかかりやすくさせ、体内毒素が排泄される機会を奪い、病気にかかりやすい体質を軽減する可能性を奪い、慢性病

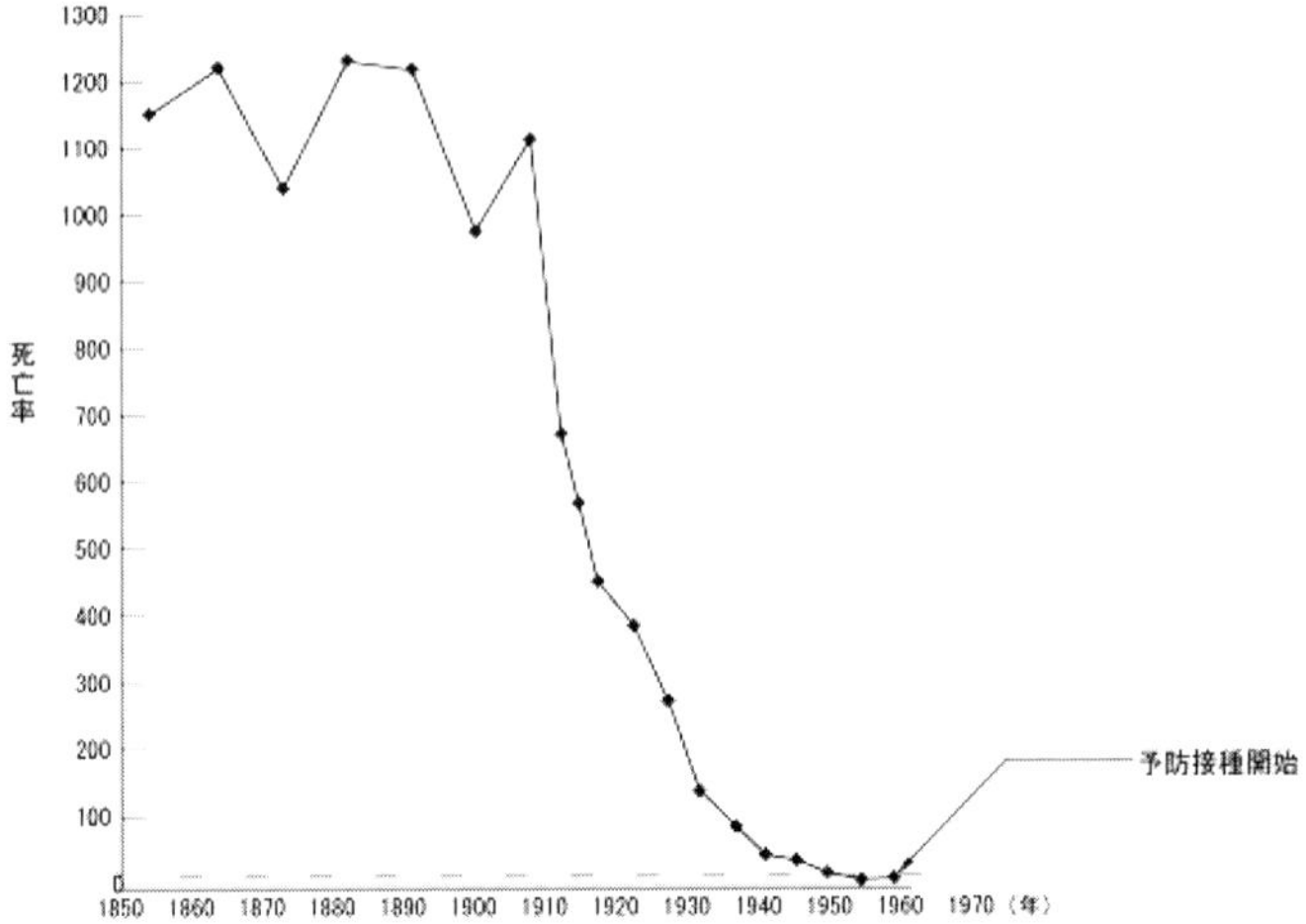

資料②　はしか：15歳以下の子どもの年間死亡率（人/子ども百万人）
（イングランドおよびウェールズ地方）

の発生を増やし、マヤズムの負荷を増やすために病気の根絶を遅らせている、としか思えないのです。

はしかの予防接種の導入により、はしかの死亡率が減少したといわれていますが、実際は、予防接種導入前にすでに予防接種導入後の95％も死亡率が下がっていたという調査結果が、米国のミラー（N. Miller）によってなされています。予防接種を導入しなくても、はしかにかかって死亡する人の減少率が、現在以上のレベルに達する趨勢のなかで予防接種が導入されたということです。はしかに限らずほとんどの予防接種は、放っておいても死亡率が減少する勢いのなかで開始されたものなのです。

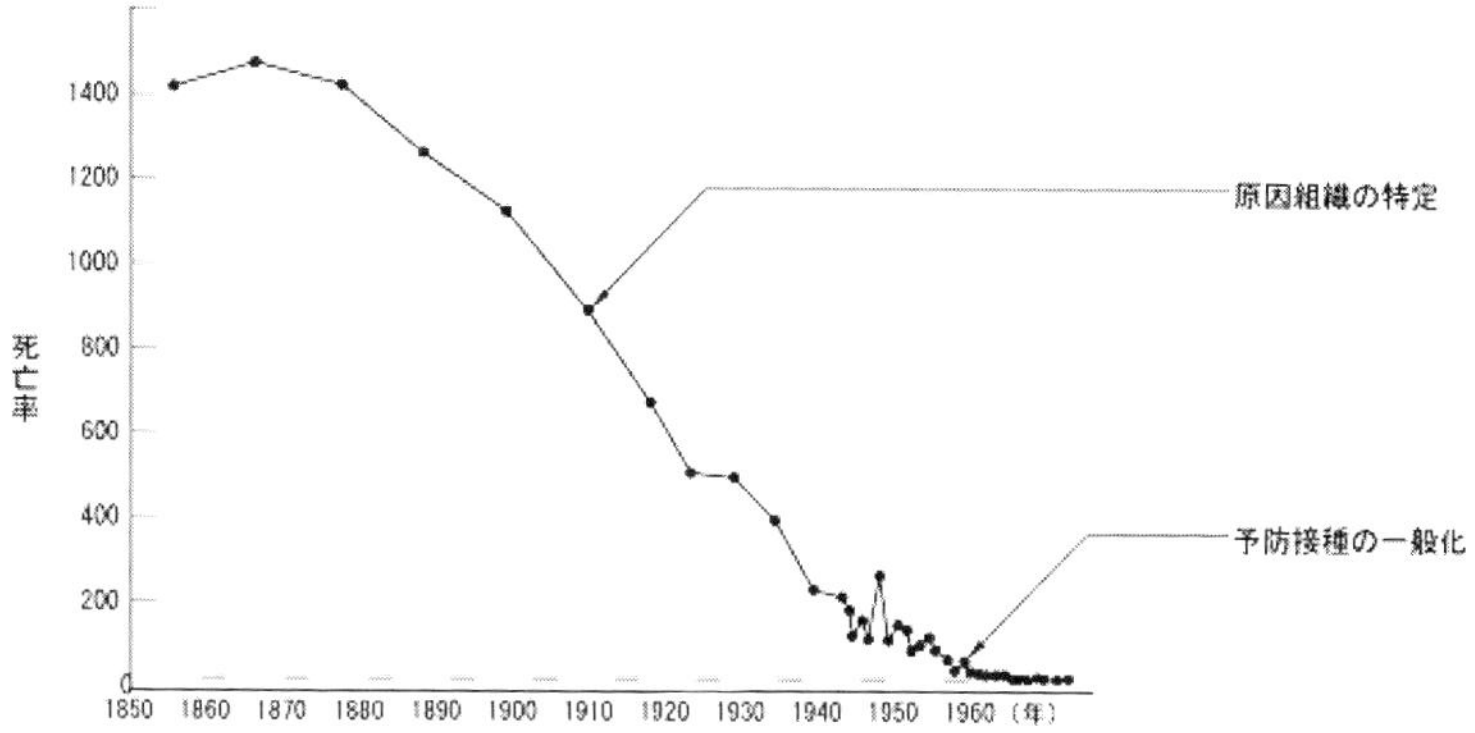

資料③　百日咳：15歳以下の子どもの年間死亡率（人/子ども百万人）
（イングランドおよびウェールズ地方）

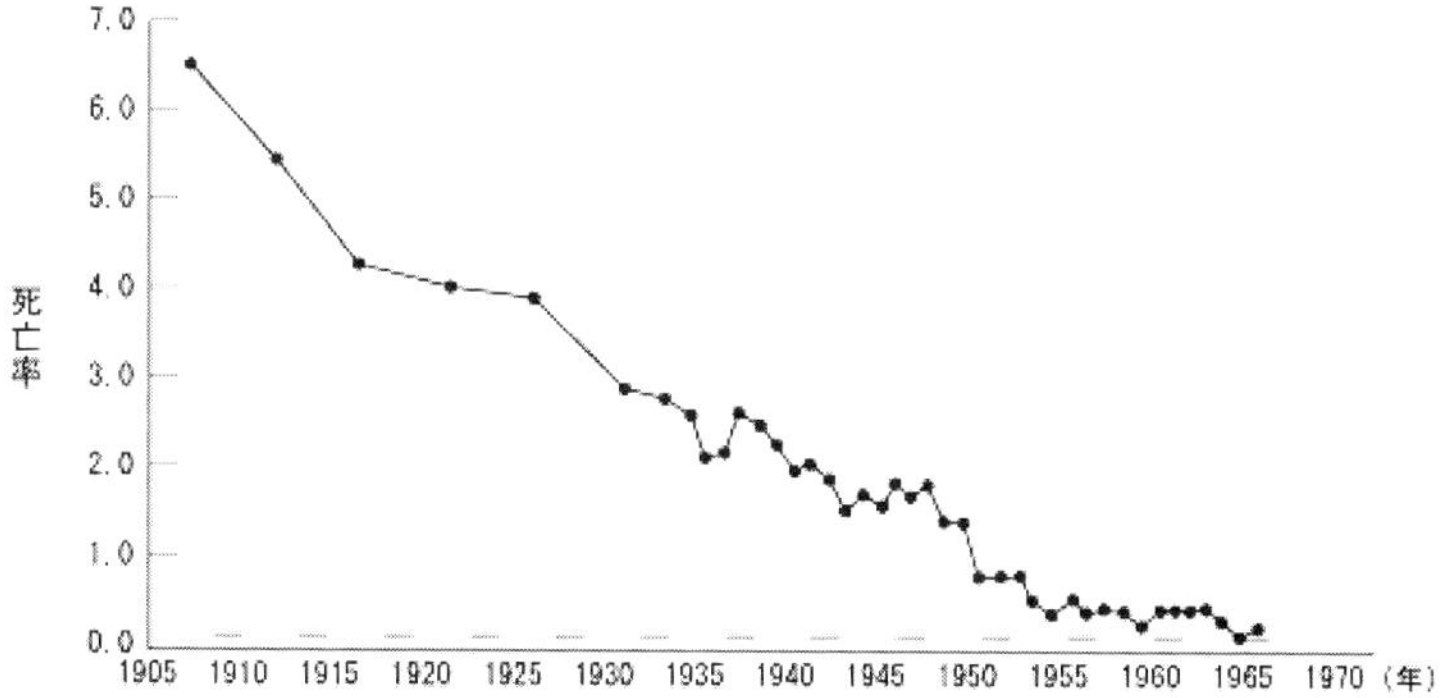

資料④　破傷風：年間死亡率（人/百万人）
（イングランドおよびウェールズ地方）

百日咳ワクチンは１９６０年直前に一般化されました。１８５０年からの死亡率のグラフ（資料③）を見るとわかるように、１８６０年から百日咳ワクチンが導入される時点まで、死亡率はほかの予防接種対象となる疾病と同様にすでに95％も減少しています。したがって、百日咳の予防接種が百日咳を減少させたとはいえないということです。

資料④は、英国における破傷風の死亡率の推移です。破傷風のワクチンは１９６５〜７０年の５年間に導入されていますから、ワクチンが導入されるまでの60年間で見てみますと、ほかの予防接種と同様に、ワクチンが導入される前にすでに死亡率が95％も下がっていたことがわかります。

そのほかにもさまざまな統計上のごまかしやトリックがみられます。

●認定期間を延長させる

１９５５年にポリオの予防接種が導入される前は、24時間麻痺が続くとポリオであると認定されていたのに対し、予防接種導入後は14日間、60日間と麻痺が続かなければポリオとは認められなくなりました。麻痺の状態が長く続かなければポリオと判定されなくなったために、ポリオの件数が減っていったようにみえるトリックがあるのです。

●病名を増やす

予防接種導入前は、麻痺を起こす病気をポリオとしてひとくくりに分類していたものが、予防接種導入後は細かく分けられてしまいました。具体的には、コックサックやエコライという新しい病名に分類されてしまいました。また、ウイルスがない脳膜炎もポリオと呼ばれていましたが、予防接種後は、脳膜炎として別に分類されるようになったのです。このように病気のカテゴリーを増やしたから、結果としてポリオが減少したようにみえるのです。これもトリックの一つです。

●不正確な報告

国から『予防接種を受けていればその病気にかかる確率は非常に少ない。もしその症状が出てきたなら、その病気以外の何かであろう』というお墨つきの声明が出ていますので、当局のいうとおり、医師はほかの病気に分類してしまい、患者も違う病気にちがいないと思ってしまうわけです。つまり、報告自体の問題もあるわけです。

●予防接種を受けきる以前に病気にかかった場合

DPTの場合、1カ月おきに合計3回接種しますが、たとえば1回目のDPT予防接種しか受けていないときに百日咳にかかってしまった場合、予防接種を受けていない人が病気になったとカウントされてしまうのです。3回すべての予防接種を受けきる前に百日咳になったとしたら、1回目、2回目の予防接種を受けていたとしても、予防接種を受けていない人がかかった、となってしまいます。

予防接種すると予防できるという嘘

予防接種をすることで、かからなくなるのではなく、かかれなくする、いえ、かかれなくするのではなく、すでに慢性化した状態にしているだけなのです。そして、抗体があるので、発病することができない状態にしているだけなのです。これで予防できると言われても、詐欺のようなものだということはすでに述べたとおりです。

一方で、衛生状態や栄養状態のよくない国では、予防接種をしているにもかかわらず、いまだ感染症による死亡者が多い状況となっています。これは根本原因が病原体にあるのではなく、免疫というものが衛生状態や栄養状態と密接にかかわっていることを暗示しています。

そして衛生状態や栄養状態が悪かったり、ほかの要因で著しく免疫が低下している場合、ワクチンのような一度に大量の異物が血液中に直接的に入ってくると、抗体生産が限界を超えて押し進められてしまい、抗体の異常生産によってタンパク質代謝は混乱し、無秩序な状態となり、突然変異した抗体がつくられてしまいます。突然変異した抗体は、本来の目的である発病を止めることもできませんし、単なる異物でしかありませんから、これ自体が免疫

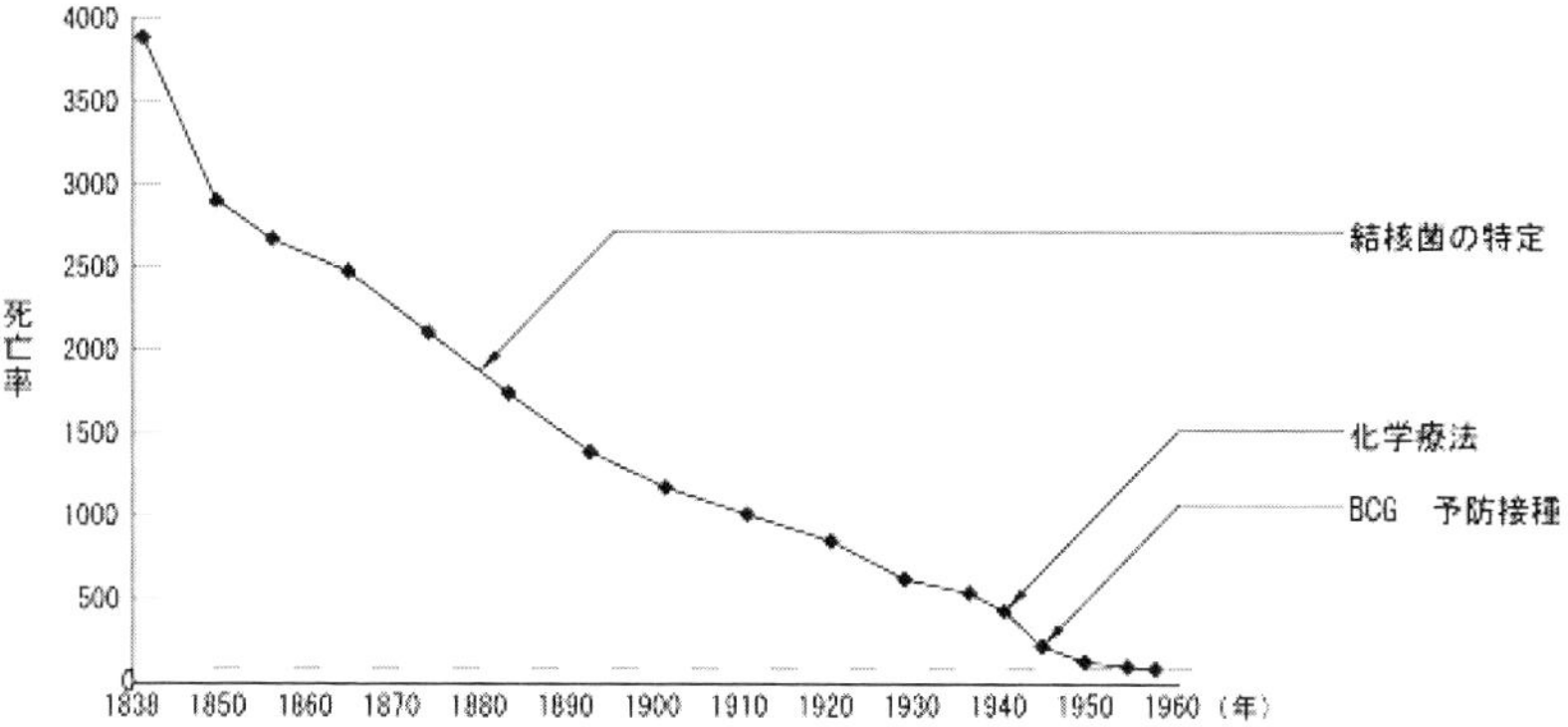

資料⑤　肺結核：年間死亡率（人/百万人）
（イングランドおよびウェールズ地方）

力を著しく低下させる原因になり、子どものかかる病気が死に至る危険な病気となってしまうわけです。

人間が大量予防接種によって人為的に介入することで、自然消滅の推移が逆転し、逆に病気が増大していくケースがしばしば観察されます。なぜなら、予防接種を通して繰り返し病原体に感染させられることと、またそうなることで、慢性化した原因となる病原体や毒素を排泄するために、自然の病原体を引き寄せる人が増えるからです。

それをはっきり示すデータがあります。

１９２５年、ドイツにジフテリアの予防接種が導入されましたが、それによって年間５万件だったジフテリアが15万件に上昇しています。１９３８～５０年までの「ベルリンにおけるジフテリア発症」のグラフは、それを明確に物語っています。

ジフテリアに対する予防接種を始めると、死亡者数は6倍に増えました。1945年に予防接種が廃止されてからは、5年間で死亡者数は40分の1に減っています。

米国では、はしかの蔓延は1982年に最低状態に達したという推測がされています。しかし予防接種のために、はしかの罹患率は1983年から再び上昇しています。発病した人の半分が、予防接種を受けていました。

ポリオに関しては、米国のホメオパス、ロビン・マーフィーが「いまどきポリオを発症するのは、ポリオの予防接種をした人くらいで、自然なかたちで発症することはない」と言っています。つまり、唯一、ポリオにかかる危険性は、ポリオの予防接種から発生しているわけです。何もしなければ自然消滅していたであろうポリオを、現在に至るまで存続させているのは、ポリオワクチンにほかならないわけです。

事実、1992年にオランダで数百人の小児麻痺が発生していますが、罹患者の92%から、自然に存在する野生のポリオウイルスとは異なる予防接種由来のポリオウイルスが発見されています。またドイツでは、1978年の野生のポリオウイルスによる発症例を最後に、それ以降、予防接種由来のポリオウイルスによるポリオ発症例があるのみです。

インフルエンザも、インフルエンザの予防接種をすることで、気管支炎、肋膜炎、肺炎のほか、「予防」するはずの症状を引き起こすというデータがあります。

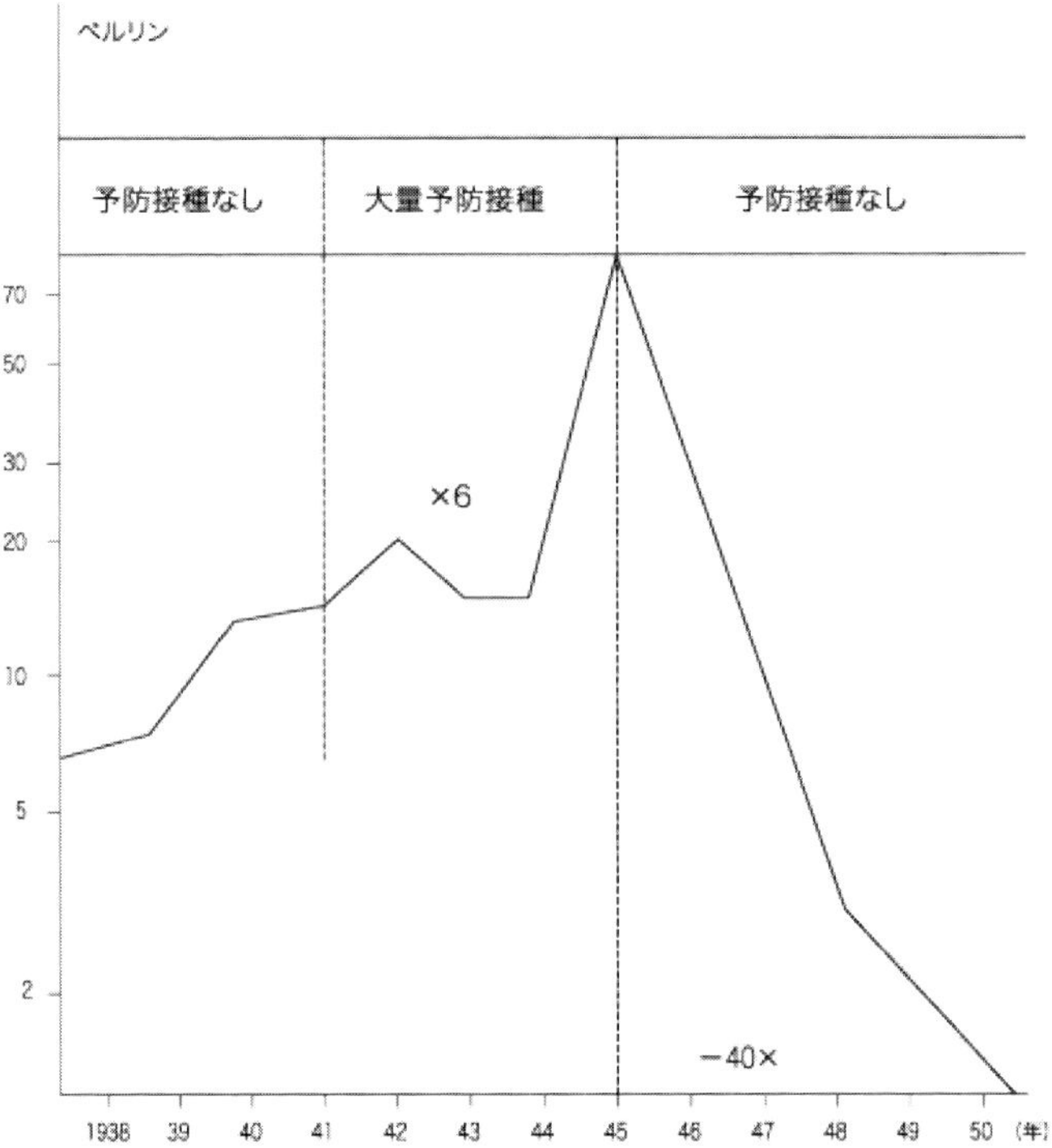

予防接種に関連した、1938 〜 1950 年のベルリンにおけるジフテリア発症の住民。100,000 人あたりの死亡対数尺度*

*出所：S. Delarue,1993, p.117（F. Hirthammer Verlag）.

さらに、予防接種をした人はのちのち、しなかった人よりその予防接種をした病気にかかる確率が高くなっているという現実があります。これは、予防接種したことによって、その病気の素因を埋め込み、これを押し出そうと同種の病気を引き寄せてしまうのか、あるいは、予防接種によって慢性化した病気が治癒するために急性症状へと移行して発症する、のいずれかと考えられます。

このように、予防接種をすることで逆に病気が流行する例はたくさんあり、現在、流行している結核も、ＢＣＧによって引き起こされている可能性が疑われます。ちなみに、ＢＣＧに関してはとても興味深い調査結果があります。まず、ＢＣＧのワクチンをつくったあと、１９２０年代に72人の子どもが亡くなりました。このあとに、ワクチンのテストをすべきだという決断がなされ、１９３５〜５５年のあいだにＢＣＧワクチンの検査が行われました。この検査は20年間続きましたが、ある人たちはワクチンの効果が全くないといい、ある人たちは80％くらいの効果があるといいました。その結果、１９７０年代に二重盲検査が実施されました。26万人に対し、被験者には本物のワクチンかどうかわからない状況で、本物のワクチンを接種されたグループとただの生理食塩水を接種されたグループの比較がなされました。

そして、その結果に彼らは驚いたのです。なぜならば、効果が０％であるという結果が出たばかりか、マイナス面が出てきたからです。つまり、ワクチンを投与された人は結核にかかりやすくなるということがわかったわけです。予防接種を受けないほうが結核にかからないということです。

これはワクチンの失敗とみなされました。しかし、その結果が出たあとでもBCGの予防接種は止められず、このワクチンは引き続き使われました。どうしてそのようなことになったのかの理由については、トレバー・ガン著『予防接種は果たして有効か？』（ホメオパシー出版刊）をご一読ください。

公表されているワクチンの副作用（ワクチンでは副作用とはいわずに、それより聞こえがよい副反応と呼ばれている）

◇麻疹・風疹ワクチン

アナフィラキシー様症状（じんましん、呼吸困難、血管浮腫等）、急性血小板減少性紫斑病、脳炎、けいれん、アナフィラキシー様症状、急性血小板減少性紫斑病、熱性けいれん

◇ＤＰＴ

ショック、アナフィラキシー様症状（じんましん、呼吸困難、血管浮腫等）、急性血小

板減少性紫斑病、脳症、けいれん

◇おたふくかぜワクチン

ショック、アナフィラキシー様症状（じんましん、呼吸困難、血管浮腫等）、無菌性髄膜炎、急性血小板減少性紫斑病、難聴、精巣炎

◇インフルエンザ

ショック、アナフィラキシー様症状（じんましん、呼吸困難、血管浮腫等）、ギラン・バレー症候群、けいれん、肝機能障害、黄疸、ぜんそく発作

◇日本脳炎

ショック、アナフィラキシー様症状、急性散在性脳脊髄炎（ＡＤＥＭ）、脳症、けいれん、特発性血小板減少性紫斑病

◇水ぼうそう

アナフィラキシー様症状（じんましん、呼吸困難、口唇浮腫、喉頭浮腫等）、急性血小板減少性紫斑病

◇ＢＣＧ

全身播種性ＢＣＧ感染症（免疫不全症候群の人などに接種した場合、ＢＣＧが全身に血行散布して粟粒結核様の病変をつくることがある）、骨炎、骨髄炎、骨膜炎、皮膚結核様

病変（狼瘡、腺病性苔癬など）

◇B型肝炎ワクチン

多発性硬化症、急性散在性脳脊髄炎

◇ポリオ

弛緩性麻痺（他／下痢、発熱、嘔吐）

考えられるワクチンの副作用

（『健康な子供〈新装改訂版〉』70頁より引用、ホメオパシー出版刊）

以下には、最も頻繁な予防接種被害（Graf, Buchwald, Delarue, Roy による）を掲載します。

・（軽い鼻かぜから高熱まで）感染抵抗力のなさが高まる

・頻繁な炎症を伴う慢性的な粘膜の腫脹（鼻・耳・副鼻腔・気管支・腸）

・リンパ節の腫脹、鼻咽頭腔のポリープ、はれた扁桃

・風や寒さに対する頭の過敏症

・体温調節の障害、わずかな温度変動による発病、暑さ・寒さの耐性なし

・あらゆる種類のアレルギー

①食料品、家庭の塵埃、花粉、化学物質、薬に対する

②自分自身に対する反応（自己免疫疾患）
③免疫複合体による炎症（甲状腺炎、血管炎）

・持続的な鼻かぜ
・日光に耐えられない（頭痛・めまい感による反応）
・理由のない恒常的な疲労困憊（慢性疲労症候群）
・カリエス（予防接種のちょうど一年後に出現する）
・砂糖に対する欲求の増大（腸の代謝障害の結果、もはや自分でデンプンから糖をつくることができないため）
・怒りっぽい、不寛容、憂うつ、攻撃的な興奮状態、嗜癖
・アイデンティティ障害、不明確感、自信の不足、決意困難
・睡眠障害
・粘膜に対する影響による神経性の障害、神経皮膚炎、ぜんそく、大腸炎
・学習障害（ポリオおよびＦＳＭＥの予防接種後＊）
・斜視（ＦＳＭＥ後）
・眼精疲労
・発達遅滞

・子どもの突然死
・自閉的な態度
・熱けいれん
・脳けいれん（てんかん）
・脳炎
・精神的な能力障害（ＭＣＤ**）
・多動（過運動症候群）
・拒食症
・ノイローゼ（強迫神経症、不安神経症、心臓神経症）
・精神分裂病
・多発性硬化症、麻痺
・糖尿病
・白血病
・精神薄弱、痴呆症、ゆっくりした白痴化
・解明されていないが推測される癌発生の促進
・解明されていない不妊、流産や早産の傾向への関与

＊ FruhSommer-MeningoEnzephalitis（初夏脳膜・脳炎）、ダニにかまれたあとにあらわれることがある、脳炎および脳膜炎。

＊＊ Minimale Cerebrale Dysfunktion（最小脳機能障害）。

第5章
ワクチンに含まれる有害物質

ワクチンの病原体汚染

ワクチンは動物由来のウイルスで汚染されている

ワクチンを製造するためにはウイルスを培養する必要があり、その培地として使われているのが卵、トリ、カエル、ときには何かの胎児などです。しかし、健康な組織は、ウイルスや細菌など病原体の増殖には適さないので、不健康な体、不健康な組織や癌細胞などが使われます。不健康な組織のほうが病原体の培養には適しているのです。そういう不健康な組織は、培養するウイルスだけでなく、あらゆる雑多な病原体であふれています。そしてウイルスに関していえば、非常に小さな構造のために精製するにも技術的な限界があり、ほかのウイルス汚染を完全に回避することは不可能なのです。これは米国食品医薬品局（ＦＤＡ）も認めていることです。ですから、ワクチンにはほかのさまざまな動物由来のウイルスが混入していると思ったほうがいいでしょう。

ウイルス汚染で有名なソークワクチンは、１９５５年にポリオのワクチンとして米国のソーク医師（Dr. Jonas Salk）によって開発されました。このワクチン開発では、ポリオウイルスを培養するためにアカゲザルの腎臓が使われました。しかし、きちんと精製されていなかったために、必然的にサルの腎臓細胞の成分やその中に含まれるさまざまな病原体がワクチ

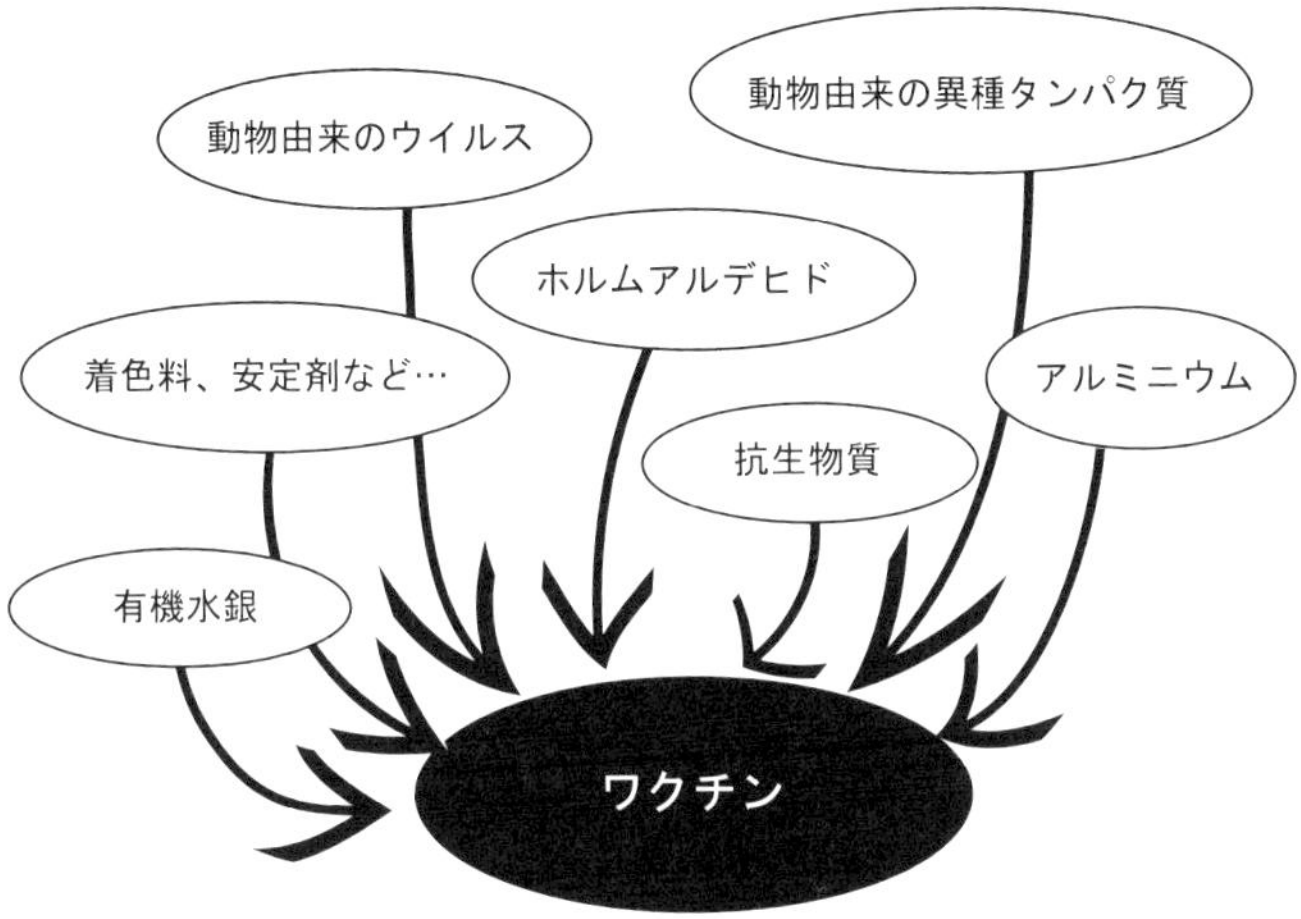

ワクチンの中には、有害物質が大量に紛れ込んでいる。
予防接種によって、本来は血液中にあるはずのないものが、
血液の中に直接入り込んでしまう

ンに混入する結果となりました。

ソークワクチンには、SV40という、アカゲザルやニホンザルなどのサルしかもっていないウイルスが混入していることがわかっています。SV40は現在、癌ウイルスの一種として知られていますが、実際に悪性リンパ腫や脳腫瘍、乳癌、子宮癌などの癌の腫瘍を調べると、その中にSV40が見つかるのです。このことから、米国でほとんどの人が接種したこのソークワクチンが、米国での癌の発生率を高めているのではないかともいわれています。ということは、癌のなかにはSV40が原因となっているものもたくさんあるかもしれないということです。予防接種と癌の関係を研究すれば、ノーベル賞ものだといわれています。誰もやろうとはしないのですが……。

さらに、このSV40は、エイズウイルス（HIV）との驚くべき類似性が指摘されています。

1958年、このSV40を含んでいたポリオワクチンが、アフリカで大量予防接種のために使用されました。SV40は、病原性を有するまでに長い年月を必要とする遅発性ウイルス（スローウイルス）の一種で、使用30年後のアフリカにおけるエイズの爆発的な増大との関連が疑われています。

癌だけでなく、エイズの原因がポリオワクチンのウイルス汚染に原因があるかもしれないということです。このように、10年以上たって発症するスローウイルスが原因の病気の場合、予防接種との関連性とは結びつきにくくなってしまうのです。

ワクチン開発の病原体培養組織として、よく、サル、イヌ、ウサギなどの腎臓が使われます。腎臓という組織はさまざまな体毒が集まる臓器で、人間にとって破壊的な結果を招くスローウイルスを含む排泄器官です。ですから、腎臓を培養組織として使用しているワクチンを接種するということは、将来いつ発症するかわからない遅発性ウイルス感染症という時限爆弾を体に埋め込むことと同じなのです。腎臓を培養組織として使っているワクチンには、日本ではA型肝炎、ポリオ、風疹のワクチンがあります。

実際に、米国のワクチンメーカーでワクチンの開発に携わっていた人物が、自分が遭遇したほかの病原体について、以下の証言をしています。

「それでは、私が出くわしたものをいくつかお教えしましょう。そして私の同僚が発見したものも教えます。ここに一部のリストがあります。Remavex のはしかワクチンの中に、ニワトリのさまざまなウイルスを見つけました。ポリオのワクチンの中には、〝ブレイン・イーティング（脳喰い）〟と呼ばれるアカンスアメーバを発見しました。ポリオワクチンの中にサルの巨細胞ウイルス。ロタウイルスのワクチンの中にサル・フォーミーウイルス。DPT三種混合ワクチンの中にトリの癌ウイルス。炭疽菌ワクチンにさまざまな微生物。数種類のワクチンの中に危険性のある酵素抑制剤と思われるものを発見しました。風疹のワクチンの中にアヒル、イヌ、ウサギのウイルス。インフルエンザワクチンの中にニワトリ白血病ウイルス。三種混合ワクチンの中にペストウイルス……。私はただいくつかの生物的汚染菌について言及しているだけです。そのほかにどのくらいのものがあるのか、誰がわかるでしょうか。発見していないのは、そのほかのものを私たちが探そうと思わないからです。もし組織が、ニワトリからの組織としましょうか、それがワクチンをつくるために使用されたならば、どのくらいの病原体がその組織に入っている可能性があるでしょう。それがどれくらいかはわれわれは見当もつきません。またそれらが人間に及ぼす影響についても、です」（トレバー・ガン『予防接種は果たして有効か？』〈ホメオパシー出版刊〉）

異種タンパク質

異種タンパク質とアレルギーの関係

サルやニワトリ、カエルなど、人間以外の哺乳類の胎児などの組織を使ってワクチンをつくると、どうしてもその動物のタンパク質もワクチンに混入してしまいます。それを皮下注射するのですから、それら動物由来のたくさんの異種タンパク質がそのまま血液中に入ってしまいます。

タンパク質は各種アミノ酸が長く繋がったものですが、消化器官で最小単位のアミノ酸に分解され、腸から血液中に入って、全身の細胞に送り届けられ、そこで必要なタンパク質（酵素、ホルモン、筋肉など）に合成されます。未消化なままの高分子タンパク質が腸の粘膜を通過して血液中に入ることはできませんし、入ってはならないのです。まして、皮下注射により直接的に血液中に入ることなど決してあってはならないのです。

しかし、皮下注射によって血液中に直接タンパク質などの異物が入ってしまうと、通常の免疫システムを迂回してしまうために、異物に対する抗体がつくられても、異物を排泄することができないという状況が生じます。最初は皮膚や粘膜などから異物を排泄しようとして、内部的な炎症状態をつくりだし熱を出したりしますが、うまく排泄することができないわけです。

異物が血液中にとどまり続けた状態になると、体は二度とこの異物を侵入させないようにしようとして警戒態勢にはいります。ＩｇＥという特定の異物と結合する抗体（目印）をつくって、目、鼻、喉、腸など体の粘膜へもっていき、マスト細胞（肥満細胞）と結合して、同じものを二度と入れないための門番のような役割をします。そして、ＩｇＥ抗体と特異的に結合する異物がちょっとでも近づくと、粘膜で激しく拒否反応を起こすわけです。つまり、ＩｇＥ抗体と異物が結合するとマスト細胞からヒスタミンなどが細胞外に放出され、粘膜の炎症や毛細血管の膨張を引き起こします。これがアレルギー反応といわれるものです。しかし、生体の反応としてはアレルギーは正しいものなのです。アレルギー反応が起こる前提として、自分の中に未解決な問題があるのであり、解決していない問題を内部に抱えているから、過剰に反応してしまうわけです。

また、ヘビにかまれたり、破傷風やジフテリアを発症して命の危険があるときに、毒素に対する抗体を含む血清を血液中に注入する血清療法があります。血清療法というのは、人の血清ではなくウマに毒素を注射して得られる血清を用いるので、1回目は助かりますが、2回目はウマの血清タンパクに対する抗体ができていますから、アナフィラキシーショックを起こして死に至る可能性があります。これは1回目で血液中に入った異種タンパク質を排泄することができず、存在し続けることが問題なのです。

この血清療法の問題点からも明らかなように、血液中に直接的に異種タンパク質を入れるのは大変危険なことなのです。そして、ワクチンには必ず異種タンパク質が入っているのです。ワクチンに動物由来のさまざまなタンパク質が混入していると、動物由来のタンパク質にアレルギーを起こす直接的な原因になりえるわけです。

このように、ワクチンによって異種タンパク質が入ったために粘膜が炎症を起こしていると、より大きな問題を引き起こすことになってしまいます。粘膜が炎症によってはれて広がり、浸透性が高まるために、普通は粘膜を通過できない大きなタンパク質分子が体内に入ってきてしまうのです。粘膜に穴があいてしまって漏れている状態になり、本来ならまだ吸収されるべきでない、まだ分解されきっていないタンパク質がそのまま血液中に入り込むのです。このタンパク質は、最初に述べたとおり血液にとっては異物ですから、体は外側に排泄しようとして内部の炎症状態をつくりだします。しかし、免疫がすでに低下しているので排泄させることができず、やはり慢性的な炎症状態に移行します。微熱が出続けたり、粘液体質となって腸の多量の粘液による、軟便や下痢、腸内ガスが増え、慢性的に腸が膨れている状態となり、ますます未消化のタンパク質が侵入しやすくなってしまうわけです。もちろん、タンパク質のみならず病原体や毒なども同じです。このような悪循環のなかで、慢性状態の毒血症や慢性的な炎症状態となっていき、いろいろなものにアレルギーをもつようになっていきます。

この慢性状態の毒血症や慢性炎症状態は、予防接種によって異種タンパク質、病原体、毒素などが直接血液中に大量に入ることによって簡単に起こりえるのです。そういう毒素であふれている血液中に、未消化のタンパク質などが侵入した場合、それを排泄するということがもはやできなくなってしまっているからです。本来、健康であればとるにたらないことが、血液中にすでに異物がたくさんあって免疫が低下しているために、血液中に侵入した異物を追い出すことができなくなってしまっていて、そのために抗体がつくられ、いろいろな食べ物に対して簡単にアレルギーをもつようになってしまうわけです。たとえば、大豆や小麦のタンパク質アレルギーなどです。

ですから、アトピーやぜんそくを患っている方は、そのほかにもアレルギー症状をもっているはずなのです。というのも、アトピーやぜんそくは、慢性的なアレルギー状態、慢性的な炎症状態であり、未消化のタンパク質などが腸などの粘膜から漏れて血液中に入る可能性が高いからです。そして、アトピーやぜんそくの原因は、予防接種に含まれる異種タンパク質であったり、病原体であったり、その排泄過程を抑圧することであったりするわけです。予防接種をすることによって、いやが応でもアレルギー状態に押しやられるのです。また、アレルギーというのはたった1種類であることは少なく、たいていは複数のアレルギーをもっています。

公表されているワクチンに入っているタンパク質など

ウシ血清、ウシの血液、ウシの肝臓、ウシの心臓、ウシの心臓エキス、ウシの肉、ウシの乳由来ラクトアルブミン水解物、牛乳由来スキムミルク、ウシの乳由来ペプトン、ウシの乳由来ポリペプトン、牛肉消化液、ウシの乳由来カザミノ酸、心臓由来ビーフハートインフュージョン、肉由来牛肉消化液、ウシの乳由来エリスロマイシンラクトビオン酸塩、ウシの胎児血清および乳由来ラクトアルブミン水解物、ウシの膵臓由来デオキシリボヌクレアーゼI、リボヌクレアーゼA、ウシの血液由来ウシ胎児血清、ウシ血清アルブミン、ウシ胆汁、ウマ血清、ウマの血液、ウマの血液由来脱繊維素血液、ヒツジ血清、ヒツジの毛由来コレステロール、クジラの心臓エキス、ブタ膵臓由来トリプシン、ブタの胃由来ペプトン、ブタの肉・脂肪由来肉エキス、ブタの膵臓由来パンクレアチン、ニワトリの肉・骨由来肉エキス、トリの羽毛由来L—チロシン、マウスの血液由来マウス抗HBSモノクローナル抗体、ウサギの血液由来ウサギ抗ヒト血清アルブミン抗体、ヒト毛髪由来L—シスチン、ヒトの血液由来アポセルロプラスミン、脱繊維素血液、バクトカジトン。

化学物質

ワクチンの中にはさまざまな化学物質が入っています。ホルムアルデヒドは、ウイルスなどの病原体を不活性化させるために入れられています。不活性化させたあと防腐剤として有機水銀を使ったり、抗生物質としてストレプトマイシン、エリスロマイシン、硫酸カナマイシンなどを入れたりするわけです。さらに、病原体だけではなかなか抗体をつくれないということで、抗原性を高めるためにアルミニウム塩を添加したりするのです。

それらの化学物質が及ぼす影響についてみてみましょう。

①抗生物質

口腔内、食道、胃、小腸、大腸といった消化器系や皮膚にはたくさんの微生物がおり、私たちの免疫系の重要な部分を担っています。抗生物質をとると、細菌やカビ、ウイルス、寄生虫の力関係のバランスが崩れ、免疫が低下します。抗生物質というのは体内の細菌を殺す役割を果たしますから、いいかたちで調和している細菌のバランスが乱されてしまうわけです。すると、免疫が低下するだけでなく、カビやウイルスが優位になって繁殖したりします。

私の臨床経験では、カンジダなどのカビ系の疾患は、抗生物質の使用と大いに関係があるといえます。そもそも最初に発見された抗生物質はカビに由来するもので、抗生物質の使用はカビの繁殖を助けているともいえます。

また、炎症を抗生物質で抑圧してしまうと、膿を体内にとどめることになってしまいます。膿が残ったままですと、未解決な問題も体内に残り、性格的にも問題を解決できず、何ごとも決められず、ぼーっとして生きるようになります。また、抗生物質をとった人は体毒の逆流が起こり、膿のような黄色っぽい肌をしている人が多いのです。多量の抗生物質が体に入り、胆嚢からビルリビンを出して白目まで全身黄色になったクライアントがいましたが、この方は子どものころからかぜを引きやすく、抗生物質三昧で、大人になってからはカンジダ症と膀胱炎を繰り返していました。また若いのに生理までなくなって、生きていても死んでいてもどうでもいいと、生きるしかばねのようになって私のところへ来ました。体毒がいっぱいあるためか食べることもできずやせて、歯は膿の多い歯槽膿漏で、歯と歯茎の治療が何十回にもおよんでさらに抗生物質を使い、目は散粒腫が繰り返し出て、その度に切って抗生物質の点眼を入れていたのです。歯茎のはれや散粒腫は、抗生物質で止めた膿や抗生物質そのものの毒を外へ出そうとしているだけなのです。ある日本の医師にこの話をしたところ、「日本では欧州人の約40倍の量の抗生物質が消費されているからね」と言われ、なるほどと思ったのです。

たとえば、ポリオワクチンには大量の抗生物質が入っているので、その抗生物質をとることで腸内細菌のバランスを崩してしまうことになります。腸内細菌というのは体の細胞と同じくらいの数がいて、体の一部といってもいいものなのです。免疫系の重要な一部である腸内細菌のバランスが崩れるということは、免疫が低下するということなのです。また、悪玉菌がはびこり、腸内で異常発酵を起こすと腸が膨れあがり、本来は入るべきではないものが、腸壁を通して体内から血液中へと入るわけです。そうして、本来入るべきでないウイルスやタンパク質、花粉や未消化のピーナッツなどが入り、アレルギー反応をおこすようになります。

このように、前述した異種タンパク質の件も含めて、アレルギーは予防接種と大いに関係があるのです。予防接種をしなければ子どもたちの体は本来とても強いものです。予防接種をせず、症状を薬剤で抑圧せず、抗生物質を使わなければ、アレルギーなどは起こさないのです。

ということは、抗生物質を大量に含むポリオワクチンをとると、ポリオウイルスが血液中に侵入しやすくなり、ポリオを発症してしまうということになります。実際、ポリオワクチンをとったあと、1カ月以内に抗生物質をとるとポリオを発症するケースが多いのです。ポリオワクチンを受ける人は、気をつけなければなりません。

ポリオウイルスが危険なのではなく、免疫が低下して、ウイルスが血液中に侵入できるような体の状態にすることこそが大変危険なのであり、それが問題の根本だということをわかっていただきたいのです。症状を抑圧したり、予防接種をすることがいかに危険であるかを理解してください。本来、ポリオの予防接種などということは考えられないのです。脊椎麻痺や半身麻痺を起こさせたものがポリオウイルスではなく、ポリオワクチンだったなどという話は、考えただけでも怖いことです。

さて、私たちの細胞の中には、ミトコンドリアという細胞小器官があり、エネルギー生産において非常に重要な役割を担っています。このミトコンドリアは、もともと細菌だったものが多細胞生物の中に入り共生していたものです。ですから、細菌を殺す抗生物質はミトコンドリアにも悪影響をおよぼすのです。たとえば、ストレプトマイシンは細菌のタンパク質合成を阻害しますが、ミトコンドリアのタンパク質合成をも阻害します。抗生物質のこの有害性に関してほとんど聞くことはありませんが、抗生物質は腸内細菌を殺すだけでなく、私たちの細胞にも大きな悪影響を与えます。そして免疫を低下させてしまうのです。ときに抗生物質は、本当は細菌を殺しているのではなく、体中の生命力を奪い、免疫全体を低下させ、炎症を生じる力を奪っているだけではないかと思うこともあります。

・ワクチンに入っている抗生物質——ストレプトマイシン、ラクトビオン酸エリスロマイシン、硫酸カナマイシン
・抗生物質が入っているワクチン——麻疹、麻疹・風疹二種混合、おたふくかぜ、水疱瘡、ポリオ

②ホルムアルデヒド

ホルムアルデヒドは発癌性物質としてよく知られていますが、非常に低濃度であっても発癌性を有することがわかっています。この発癌性の高いホルムアルデヒドが予防接種によって直接血液中に入ってしまうのですから、とてつもなく恐ろしいことです。
ホルムアルデヒドのレメディーについて、マテリア・メディカから紹介します。

ホルムアルデヒド（ホルムアルデヒド／Formalinum）
精神／不安感。頭が鈍い。忘れっぽい。無意識。
症状／喘鳴けいれん。結核。百日咳。鼻かぜ。目に涙がにじむ。めまい。無尿症。タンパク尿。呼吸困難。喘鳴けいれん。百日咳。唾液分泌過多。味覚の損失。皮膚が革のようにひだになる、しわしわになる、うろこのような屑がはがれる。食べ物が胃の中でボールのよう

に感じられる。口と胃の灼熱感。午前中の寒け、そのあとに長いあいだ熱が出る。発熱中自分がどこにいるか忘れてしまう。（ロビン・マーフィー『マテリア・メディカ』から抜粋）

上記のような症状がある場合、ワクチンに含まれているホルムアルデヒドが原因の可能性が考えられます。もちろん、ホルムアルデヒドは建築材で使用されていますので、ハウスシック症候群の可能性も考えられます。

ホメオパシーの原理どおり、発癌性物質は癌に適合するレメディーとなりますが、ホルムアルデヒドのレメディーも例外ではなく、とても癌に合うレメディーとしても知られています。これは逆にいえば、ホルムアルデヒドが原因の癌が予想以上に多いことの反映かもしれません。私の臨床経験からは、咳が出て止まらない、激しい頭痛と吐き気にこのレメディーを使用し成功しています。そして、傷口が治りにくい人にも合います。

・ホルムアルデヒドが入っているワクチン――破傷風、ジフテリア、ＤＰＴ、インフルエンザ、日本脳炎

③有機水銀（チメロサール）

ワクチンの中には、チメロサール（正式名称は、エチル水銀チオサリチル酸ナトリウム）という防腐剤が入っているものがあります。予防接種後、チメロサールは血液中に吸収され、エチル水銀とチオサリチル酸に分解されます。エチル水銀は、水俣病の原因として有名になった非常に毒性の強い「メチル水銀」と同じ有機水銀ですが、エチル水銀の毒性についてはいままで知られていませんでした。

しかし、米国国立衛生研究所が資金を出し、ワシントン大学の研究者が行った研究により、エチル水銀はメチル水銀以上の毒性があることがわかってきています。この研究ではサルの子どもを使って、一方のグループにはメチル水銀、他方のグループにはエチル水銀を与え、その後、脳の中に含まれる総水銀、無機水銀量を比較するという実験が行われました。その結果、エチル水銀は同量のメチル水銀の2倍もの水銀が脳に残りやすいという結果が出たのです。エチル水銀は、メチル水銀以上に容易に血液脳関門を通過し、優先的に脳組織に蓄積され、徐々に無機水銀に変化していくことがわかったわけです（無機水銀に変化すると脳から排出されなくなります）。このことから、エチル水銀はメチル水銀以上に毒性が強く、脳神経系に問題を生じさせることが懸念されています。

水銀は、体重１kgに対して０・１μg／日が許容範囲だといわれています。しかし、これはあくまでも環境上の水銀汚染です。６カ月の子どもの体重が仮に10kgあったとすると、１μgが最大の許容量になるわけです。ところが、ＤＰＴに入っている水銀の値は、２００１年以前は10～１００μgでした。のちに、有機水銀化合物は神経系に蓄積され障害を起こすということが水俣などの公害病でわかると、これを避けるため２００１年に10分の１の１～10μgに変更されています。日本だけでなく、米国や欧州各国でＤＰＴの種類を変えたわけです。それでも最大10倍の水銀が注入される危険があるのです。しかもこの許容量は、食事や呼吸などの自然環境から入る量であり、予防接種では直接血液中に侵入することを考えると、予防接種に入っている水銀の量はとてつもなく恐ろしいといえます。

特に、チメロサールの入ったワクチンを、脳神経細胞のミエリン鞘が未発達の乳児に接種することは、大変危険であるといわざるをえません。ＤＰＴワクチンは生後３カ月以降から接種を開始し、３週間～８週間の間隔をあけて３回接種します（第１期接種）。さらに３回目の接種後、１年～１年６カ月までのあいだに４回目の接種（第１期追加）を受けるのが標準となっています（これは恐ろしく危険なことです）。また、日本脳炎ワクチン（追加接種含む）とインフルエンザワクチンは生後６カ月から接種可能ですが、これらは２歳まで予防接種をしないことが賢明です（もちろん、一生接種しないのがいちばんよいのですが）。これらのチメロサールを含むワクチンを打てば打つほど、エチル水銀が体内に蓄積され、神経系に障害が出る可能性が高くなるからです。

現在は、チメロサールに代わるもの（たとえば、フェノキシエタノールなど）を使っているところもあるようです。

１９２０年には、自閉症は非常にまれな病気でした。１９３０年にワクチンの防腐剤として有機水銀が使われはじめたのですが、１９７０年になって、自閉症は２０００人に１人の病気となりました。そして１９９０年には１０００人に１人、２０００年には１５０人に１人の病気となっています。

今、米国のケーブルニュースネットワーク（ＣＮＮ）やアメリカン・ブロードキャスティング・カンパニー（ＡＢＣ）のニュース番組でも、ワクチンに含まれる水銀と自閉症の因果関係を問う裁判で、国が因果関係を認めたという事件が取り上げられています。このような裁判がアメリカ中でおこなわれており、訴訟件数は5千件以上にのぼっている状態です。

全米自閉症協会（National Autism Association）の発表では、連邦裁判所は退行タイプの自閉症について、ワクチンの添加剤であるチメロサールが自閉症に関係していると判断し、障害を負った子どもたちに有利となる判決を下しています。裁判を争った被害者である女児（ハンナ）の場合は退行性の自閉症ということですが、水銀成分が及ぼす大きな影響についてさまざまな調査がおこなわれ、因果関係をめぐって国を挙げての議論がなされたことは、米国の自閉症児とその家族にとって、きわめて大きな意義のあることでした（この裁判の原告は個人ですが、ほかに集団訴訟もおこなわれています）。

注目すべきは、妊婦（母親）の体内に蓄積された水銀量です。元米国環境保護局（ＥＰＡ）の専門家は、妊婦の毛髪に含まれる水銀量がたとえ10ｐｐｍ以下であっても、胎児の正常な成長に悪影響を及ぼす可能性があると述べています。当たり前ですが、母親と胎児は胎盤でつながっていますから、胎児の汚染度（水銀量）は母親と大きく変わらないはずです。しかも、繰り返す予防接種によって母親の胎内に多くの水銀があれば、おのずとその子どもも水銀量が多くなります。もともと水銀量の多い子どもに予防接種をすれば、自閉症や多動になりやすくなるのは当たり前のことといえます。

有機水銀は胎盤からも吸収されやすいため、母体から胎児に移行しやすいのです。さらに、発達途中にある胎児の神経系は、大人よりも有機水銀の影響を受けやすいことが今日では明らかになっています。

乳幼児への水銀の深刻な影響について、『アメリカの毒を食らう人たち』には次のように書かれています。

「……チメロサールの形で体内に入った水銀は、抵抗力の弱い乳幼児にとって魚から摂取するより五〇倍も毒性が高いことが判明した。これにはいくつかの理由がある。『注射で体内に入る水銀は、口から摂取する水銀より一段と有害である。乳幼児は血液脳関門（訳注／脳細胞を守るために血液中の物質が脳細胞に移行するのを制御する機構）が未完成であるため、水銀は脳細胞や神経に蓄積される。最後に補足すると、生後六カ月以下の乳児は、水銀を排出するのに必要な胆汁を産生できない』（……中略……）『水銀の大半は、血液からは急速に消失する。チメロサール中の有機水銀は、消化管や肝臓、脳に蓄積され、……非常にしっかりとそれぞれの細胞と結合する。ひとたび細胞の中に入り込むと、あるいは、血液脳関門を通過すると、有機水銀は再び無機水銀に変換される。……そして、すぐに細胞を傷つけるか、何年か潜伏してから、自閉症、脳障害、消化器疾患を引き起こす』」（ロレッタ・シュワルツ＝ノーベル『アメリカの毒を食らう人たち』東洋経済新報社）

レメディーのマーキュリアス（水銀／Mercurius）のマテリア・メディカより、精神に関するもののみご紹介します。

慌ててせわしなくしゃべる。どもる、震えて神経質。大きな苦悶、落ち着きのない部位（貧乏ゆすり）は一カ所から別の場所へと常に移動。優柔不断。考えを常に変える。恐れ、逃げ出したいと思う。どこか遠くへ旅に出たいという、コントロールできない欲求。理性を失いそうだと思う。自信のなさ。記憶力が弱くことごとく忘れてしまう。意志力の喪失。質問に対して答えるのが遅い。恐れの悪影響、恐れのために非常に不安になり、夜間に悪化する。まったくやる気がなく、落胆する。労働を嫌がり人生を嫌悪する。産後の躁状態、子どもを火に投げ込みたい欲求。過剰な内面の苦悩による心的動揺、あたかも自分が犯罪でもおかしたような気持ちになる。不安感。不機嫌、カッとなりやすい。情熱的になりやすい。非常に感じやすい。けんか腰になりやすく、人を信用せず、疑い深い。人生に疲れる。あらゆることに無関心で、食事さえなおざりになる。月経中に自殺したいと考え、泣くと好転する。邪悪なものが差し迫っているという感覚。ませていて、早熟である。うめき、嘆く。疑い深い。時間はゆっくりと過ぎる。暴力的、恐ろしい衝動、自殺したがる、殺人したがる。荒れ狂う、液体を恐れて激昂する。不潔な精神と肉体、ばかげた、悪ふざけの、嫌な行動に走る。見知らぬ通行人の鼻をつかむ傾向。絶えずぼやいている。譫妄、アルコールによる精神障害。意識を失う、言葉が出ない。(ロビン・マーフィー『マテリア・メディカ』から抜粋)

マーキュリアスは、クローン病、きれる子ども、アレルギー、中耳炎、自閉症、多動、自律神経失調症などと関係しています。

・有機水銀(チメロサール)が入っているワクチン——破傷風、ジフテリア、DPT、イン

フルエンザ、日本脳炎、B型肝炎、狂犬病
※現在、チメロサールに代わる保存剤として、フェノキシエタノールやフェノールが使われているワクチンもあります。

私の経験でも、水銀の害と思われる自閉症や多くの多動児、きれる暴力的な子ども、ADHDの子どもに、ワクチンのレメディーと水銀、アルミニウムのレメディーを一緒に出すととてもよく、特に水銀の害では、ほかの子どもと交われない、環境に適応できない、怒りっぽく人をたたく、蹴る、かんしゃくをおこすなどのケースにマーキュリアスのレメディーはよく合いました。

④アルミニウム

血液中に病原体を注入しても、抗体はつくられません。抗体をつくらせるためには、ワクチンの中に毒を入れなければならないのです。そこで、アルミニウム塩に代表される抗原性補強剤をワクチンの中にわざわざ入れるわけです。これをアジュバントといいます。こうしてやっと抗体がつくられて、アルミニウム塩と病原体が合体した異物にその抗体が付着するのです。ですが、その異物を排泄することが難しいのです。

アルミニウムの安全値はいくつなのでしょうか。ワクチン中のアルミニウムは０・８mg以内であれば安全だといわれています。２００５年に、国立予防接種事務所という機関が、ワクチンに含まれるアルミニウムについてのワークショップを行った際、ベイラー医師という予防接種調査機関の所長が、この０・８mgという安全値はどこから出てきたのかと質問されました。しかし、彼はそれに答えることができませんでした。書類をいくら調べても、この数字がどこから出てきたものなのか、裏づけるものがないのです。そして、いまだに調べている最中です。

トレバー・ガンはいいます。「アルミニウムが神経に対する毒であることは毒物学でも神経学でも知られていることです。これは議論の対象になるものではなくて、実際に毒物なのです。そして実際に予防接種をつくる人たちは、これぐらいないなら安全だろうという推測のもとに入れているわけです。水銀もアルミニウムもたとえばネズミの１％が死に至る量というものがあります。１００匹のネズミにある量の水銀、あるいはアルミニウムを与えると、確率的にその中の１匹が死ぬという量です。そのネズミの１％が死ぬ量の水銀と、ネズミの１％が死ぬ量のアルミニウムを一緒にしてネズミに与えると、なんと１００％死んでしまうのです。水銀で１％死ぬ量とアルミニウムで１％死ぬ量を同時に与えると、１００％死んでしまうのです。

ですから、水銀の量を減らしても自閉症が減らなかったといっても、何も証明したことにはならないのです。水銀の問題のうえに、まだ未知なるアルミニウムが存在しているわけですから。そして、その２つを一緒にすることに関しては、全く誰にもわからない数字があるということです。この２つを一緒にすることで、危険度が１００倍以上になるということになります」

レメディーのアルミナ（酸化アルミニウム／Alumina）のマテリア・メディカより、精神に関するもののみご紹介します。

現実の認識と判断が乱される。アイデンティティーの混乱。何かを見たり言ったりするときに、それをほかの人が見たか言ったような感覚、または自分が他人になり代わったような感覚をもつ。失望の悪影響。物事が早く進まず、急ぐ必要があると感じる。衝動。ナイフ、血を見ると自殺傾向。悲しく、不安げ、逃れたく、恐れは狂気に変わる。精神症状の多くは、朝目覚めたときに出る。常時うめき、嘆き、心配し、いらいらしている。感情がころころ変わる。急ぐ、慌てる。けいれんの発作のあいだに笑い、しゃべる。何に対しても嘲笑する。ぶつぶつ言う。記憶力が悪くなる。目覚めるとうつ。不平を言う。あらゆるものを悲しい光に照らしてみる。物が非現実的に見える。時間がゆっくり流れる。一日のうちでも時間がたつほどよくなる。より大きい、しびれた、滑らかで、重いという幻想。実行を急ぐが遅いために話すことと文章に間違いがある。臆病。前に倒れそうな感じがあり、本人はこれを大変恐れる。（ロビン・マーフィー『マテリア・メディカ』から抜粋）

アルミナは、皮膚の乾燥、便秘、寒冷じんましん、無感覚、無感情、集中力不足、アイデンティティーの混乱などと関係します。

予防接種して以来、母親が語りかけても目も見ない、会話が成り立たない、ロボットのようになってしまったと嘆く人が多くいます。私はこの子どもたちに〈アルミナ〉と〈マーキュリアス〉というレメディーをコンビネーションにして与え、母子の関係が改善したケースが多くあります。また、私の自閉症のケースでは、知的障害を伴った子どもがよりアルミナに反応したのです。

・アルミニウム塩（リン酸アルミニウム、水酸化アルミニウム、塩化アルミニウム）の入っているワクチン――破傷風、ジフテリア、ＤＰＴ

⑤その他

１９９６年まで、ＤＰＴワクチンには安定剤として動物の皮や骨、結合組織からつくられるゼラチン（動物由来のタンパク質）が含まれていて、ＤＰＴワクチンを接種すると血液中にゼラチンが侵入し、ゼラチンに対する抗体がつくられ、その後、ゼラチンを含む生ワクチン（おたふくかぜ、はしか）を接種するとアナフィラキシーショックを生じることがわかりました。そして現在、日本で使われているＤＰＴワクチンはゼラチンを含まないものに変更されています。

しかし、１９９３年以前には、ゼラチンを含むワクチン接種によるアナフィラキシーショックはほとんど報告されていませんでした。いったい何が原因で、ゼラチンによるアナフィラキシーショックが起こるようになったかというと、以前はＤＰＴワクチンを2歳児に行っていたものを、１９８９年より、接種時期を生後3～24カ月に変更したことによります。すなわち、免疫システムがうまく働くことのできない2歳未満の子どもの血管に異種タンパク質が入ることで、永続的な問題となってしまう可能性が高くなるということです。

また、接種から4時間以内に起きたものだけが、ワクチンが原因の障害と認められることを考えると、対象外として扱われてしまう12～48時間後に発症する遅発性のアレルギーが、いったいどれくらいの人数となるのかは、想像するだけで恐ろしくなります。

DTPのケースは後述します。

ワクチンに含まれるその他の化学物質

・着色剤――フェノールレッド
・安定剤――L-グルタミン酸カリウム、L―グルタミン酸ナトリウム、ゼラチン
・賦形剤――乳糖、白糖
・等張化剤――D-ソルビトール、ブドウ糖
・乳化剤――ポリソルベート80
・無痛化剤――ベンジルアルコール
・希釈剤――TCM-199
・緩衝剤――リン酸水素ナトリウム、リン酸二水素カリウム、リン酸二水素ナトリウム、塩化ナトリウム、水酸化ナトリウム
・その他――L-アルギニンリン塩酸塩、L―リジン塩酸塩、グリシン、ラクトアルブミン加水分解物、塩酸、人血清アルブミン、酢酸

第6章

予防接種病の症例と解説

本章では、ワクチン病がホメオパシーによって改善したケースをご紹介します。

症例1　水疱瘡を抑圧したために、皮膚発疹はないのに毎夜のかゆみに悩まされていたケース

8歳の女児で、主訴はアトピー性皮膚炎ということでした。

この子の母親もアトピーでステロイドを使用しており、妊娠中は貧血で鉄剤を3カ月ほど服用していました。この子どもも虚弱で抗生物質を頻繁に使用しており、出産時も破水したため抗生物質を注射されています。生後3カ月目にアトピーと診断され、5歳まで抗アレルギー剤を定期的に使用していました。予防接種歴は、DPT（4回）、ポリオ（2回）、麻疹、風疹、日本脳炎（2回）、BCGで、生後11カ月から4歳までのあいだに合計11回打っています。

この子の問題は、アトピーもさることながら、毎夜中に背中が猛烈にかゆくなることでした。特に夜中の2時～4時までが一番かゆい時間帯で、毎夜、両親を起こして背中をかくようにとせがむわけです。あるときはお父さんが徹夜して、明け方そのまま会社に出勤することもあったそうです。そのかゆみは身もだえするほど激しく、子どもはわめき散らすらしいのですが、発疹があるわけでもないので医師にも原因がわからなかったそうです。お母さんはとうとう、この子が自分を困らせているだけではないかと、この子をどんどん嫌うように

なってしまいました。両親はもう疲労困憊して、お母さんは目の下にくまをつくって私のところに相談にこられました。

私は、この子は症状が抑圧されていると思ったので、まずステロイドと抗生物質と抗ヒスタミン剤の毒出しからはじめました。それで抑圧のふたがとれて、約1カ月後に発熱とともに背中一面に発疹が出はじめました（写真／症例1―A）。しかし、まだこの時点では水疱瘡だとはわかりませんでした。最初は、なにやら膿がたまっているなという感じでしたが、レメディーをどんどんとるように指示してから3日後に、全容がみえました。やはり水疱瘡でした。抑圧された体毒は、高熱を出して皮膚湿疹として排泄されたのです。

彼女は4歳のときに水疱瘡にかかりましたが、そのときにステロイドと抗生物質と亜鉛華軟膏で抑圧してしまったのです。また、5歳でとびひにかかったときも抗生物質と亜鉛華軟膏で抑圧していたわけです。結局、この子どものかゆみは、一回出た膿が皮膚の中に引っ込んでしまっていたのが原因でした。水疱瘡やとびひが体内にとどまって悪さをしたというよりも、感染症の症状を出しきる前に、抗生物質やステロイドなどで無理やり抑圧してしまったことが、この問題の根本原因です。皮膚の下に白血球の死骸や膿、菌などを持ったまま出すことができないのですから、それはかゆいはずです。

最終的に、ＢＣＧのレメディーや、バリセラという水疱瘡のレメディーを最後にもう1回出して完結させました（写真／症例1―B）。

かかりきれていない病気は、抑圧のふたをとり除き、もう一度その病気にかかりきって体毒を排泄することでしか、治癒していかないのです。この子の場合は、コルチゾンの抑圧のふたがとれた途端に途中で止まっていた水疱瘡が再開し、かかりきる作業が始まったのです。そして大切なことは、よくなったとしても必ず最後に水疱瘡のレメディー、バリセラを与えることです。これをしないと、のちのち帯状疱疹や多発性硬化症などといった、違ったかたちの病気となって出てきてしまうことがあるからです。

症例2　アトピー性皮膚炎と食物アレルギーがＤＰＴなどのレメディーで改善したケース

３歳の男児

主　訴／アトピー。午前２〜３時にかゆくて目が覚める。そば、ハウスダスト、ダニなどのマルチプルアレルギー疾患。全身浮腫になる。手足のチアノーゼ。手足が冷たい。過食。後頭部と首リンパのはれ。かんしゃく持ちで、食事のときに悪化する。人見知りをしない。水が怖い。多動の傾向。しゃべらない。奇声をあげる。

妊娠中の母親の状態／手にたくさんいぼができ、抗癌剤と多量の液体窒素をとった。妊娠初期〜中期は情緒不安定でよく泣いたり、夫とけんかしたりしていた。妊娠５、６カ月ころ〜33週、切迫流産で張り止めの薬を飲んだ。

所　見／妊娠中の母親は、すでにかなりの量の異物と体毒が溜まっている状態でした。

〈タイムライン〉

０歳　　25時間かかって出産。促進剤使用

１カ月　乳児湿疹（顔、頭）ステロイド軟膏で抑圧

3カ月　ポリオ接種
5カ月　BCG接種
6カ月　DPT接種
　　　血液検査で卵、牛乳アレルギー判明。抗アレルギー剤の服用開始。
8カ月　DPT接種
9カ月　DPT接種
10カ月　ポリオ接種
1歳　粉ミルクでアナフィラキシーショック（抗ヒスタミン／静脈注射点滴）
1歳1カ月　麻疹接種
　　　断乳。職場の託児所に1カ月ほど預ける。
1歳2カ月　風疹接種
1歳3カ月　下痢で入院、ソバアレルギー判明。インタールの服用開始。
1歳6カ月　DPT接種
　　　サバ、ゴマアレルギー判明。
1歳11カ月　アジ、チーズ、ハウスダスト、ヒダニにアレルギー反応。
　　　インタール、抗アレルギー剤の内服をやめる。

2歳1カ月　ホメオパシーに出会い、スーヤとポースティーラで好転反応が出る。ほかのホメオパスからDPTのレメディーを指示されるが、好転反応がひどすぎてホメオパシーを続けられないとのことで、私の相談会に来る。

この子どもはまず、ワクチン病にかかってその症状が皮膚アレルギーのアトピーとしてあらわれましたが（写真／症例2—A）、それをステロイドで抑圧され、体毒を外へ出すこともできない状態でさらなるワクチンを打たれました。血液は異物だらけになり、次に食物アレルギーの症状を起こしました。この食物アレルギーは二度と異物を入れないで、という体からのメッセージでしたが、それも抗アレルギー剤で抑圧されてしまったというわけです。つまりDPTのワクチン病の上に抗アレルギー剤に含まれる抗ヒスタミン剤がどっかりと乗っかっているために、DPTのレメディーを先にとると激しく反応してしまうのです。このように、いくつもの抑圧が重なっている場合には、玉ねぎの皮をむいていくように、外側から順にふたをはずしていくことが大切になります。

私がヒスタミンとスズメバチのレメディーを出すと、いままで抗アレルギー剤で抑圧されていたIgE抗体価が、100から一気に1500ほどに上がりました。医師からは3倍のアレルギー剤を使うように指示されたそうですが、これは、体が異物を異物とみなすことができた結果だと考えられます。

母親はびっくりして、「アレルギーを減らそうとホメオパシーをやっているのに、こんなに増えてどうしたらいいのですか？」というので、私は「それだけ多くの異物が体の中にあったということです。それをあたかもなかったかのように抗アレルギー剤で抑圧していただけです。根本的に治癒していくためにはこの抗アレルギー剤のふたをとらなければなりません。ＩｇＥはあとで下がると思いますから、もう少し辛抱して、体力をつけて発疹と熱を自然に出せるようにしましょう。体力がないと急性になれません。急性にならなければ話になりません。なぜなら、最初はみな急性だった症状を薬で抑圧したのですから、それが治癒していくときも慢性から急性に戻って治癒していくのです。そのときは、いっときアトピーもひどくなったり抗体価も上がったりするものです。」と説明しました。

レメディーをとって３カ月後、病院での検査を受けて、「前回の検査のときには１４７５だったＩｇＥが、今回７４７と約半分も下がっていました。医師も、『こんなに下がるのは奇跡だよ、凄いなあ』とびっくりしていました。医師はＩＰＤというぜんそく用の薬が効いていると思ったようでしたが、１回も飲ませませんでした」という報告がありました。

それから40℃を超える熱、下痢、嘔吐の症状を出したあと、この子に落ち着きが出てきて、母親と会話ができるようになりました。その後、皮膚は飛躍的によくなり、アナフィラキシーショックを起こすほどの食物アレルギーはなくなり、少しずつ改善している状態です（写真／症例2―B）。この食物アレルギーに対しては、気長に根気よくワクチンのレメディーを続けることが大切です。

そして、ワクチンによって腸内がおかしくなってしまったところに力を入れることで、アレルギーが下がっていくのです。

症例3　アトピー性皮膚炎と食物アレルギーがＤＰＴなどのレメディーで改善したケース2

１歳の男児

〈タイムライン〉

妊　娠　貧血がひどく増血剤を注射（10本）。頭痛がありバファリンをとる。カンジタ症がある。

出　産　微弱陣痛で促進剤使用。

０歳　母乳。かぜ用の漢方薬をとる。

４カ月　ＢＣＧ接種。チーズで体に赤いブツブツ。血液検査でアレルギー判明。ザジテン（アレルギー緩和薬）＋インタール（抗アレルギー薬）服用。

５カ月　中耳炎。顔・頭・背中・足の湿疹が悪化。ステロイド塗布開始。ＤＰＴ（３回）接種。頭のとびひが一面に広がる。黄色の汁が出て痒がる。

７カ月　ポリオ接種。とびひがよくならず強い抗生剤とる。中耳炎で切開。

８カ月　中耳炎で切開。突発性発疹。中耳炎で切開。

９カ月　中耳炎。レメディーのポーステイーラをとる（これ以降中耳炎にはなっていない）。

10カ月　健診で食物アレルギー再検査。スコアアップ。
口の周りのじゅくじゅくした黄色のかさぶたの湿疹が治癒しない。同時に足の裏や掌の皮が剥ける。

この子はふちのある瘢痕が顔や背中、腹を中心に出ているアトピー性皮膚炎を患っていました（写真／症例3―A）。症例2と同様に他のホメオパスがDPTのレメディーを指示したあとの好転反応が強く出たケースです。このケースでは、DPTのレメディーを指示したところ首に5㎝大のリンパ腫瘍ができました（写真／症例3―B）が、アトピーは治癒していきませんでした。リンパ腫が悪性の場合、摘出手術するという状態で私のところに来られました。

DPTのレメディーは確かに合っていて、それゆえ首に体毒を集めたのですが、その後この体毒を熱で溶かし排泄することができなかったのです。

アトピー性皮膚炎は血液中にたくさんの異物があることによるアレルギー性の皮膚疾患であり、排泄のためではありません。もちろん排泄の役目もありますが、それが中心ではないということです。このようなアトピー性皮膚炎が治癒するためには熱が必要になります。高熱を出して体毒が外に排泄されるのです。

しかし、熱を出すためには体力が必要で、体力をつけることでこのケースはよくなってきます。また、ＤＰＴ以外の抑圧、コルチゾンや他の予防接種の毒を排出することで体力がつきバイタリティが高まると同時に、これらが老廃物や体毒の排出を妨げるふたとなっているので、このふたがとれることで熱を出すことができるのです。

私は最初に５㎝の頸部リンパ腫に対してバリュータカーブ（炭酸バリウム）を指示しました。また、アトピーの人たちの多くが排出が抑圧され、白血球の死骸である膿を血液中にもっているので、これに対してヘパーソーファー（硫化カルシウム）を指示し、全体的な排泄力不足に対して、カーシノシン（癌細胞）を指示しました。

まずはリンパ腫がよくならないことには手術になりますので、これに対するレメディーを集中的に指示しています。また、液体フォームで頻繁にリピートする必要があります。

これによって、入院はしましたが手術する必要がなくなり、リンパ腫は小さくなりました。そして次の段階として、ワクチンのレメディーを指示し、またＤＰＴワクチンの中に含まれている有機水銀とアルミニウム塩の排泄を促すために、マーキュリアス（水銀）とアルミナ（酸化アルミニウム）のレメディーをコンビネーションにしてとることを指示しました。

出血や膿の出るアトピーは水銀やアルミニウムの毒によって生じることが多いからです。

この子は１年間かけて皮膚発疹や発熱をとおして体毒を排出し、きれいない皮膚に戻りました（写真／症例3―C）。そしてこの子も1500になっていたIgE抗体価も今は小さくなりました。その証拠に卵やタンパク質アレルギーも減って行ったのです。

ここで大事なのは、皮膚発疹には、通常の排泄とアレルギー反応を伴うものの2つのタイプがあると理解することです。単なる排出の皮膚湿疹には全身の熱はなく患部の熱だけですが、血液中に異物が大量にあることによるアレルギー性の皮膚湿疹の場合には、治癒するために全身の高熱が必要となります。この治癒するのに必要な高熱を嫌がったり恐がったりして、解熱剤やステロイドで抑圧することは、体の体毒を出すという自然な営みを抑圧することで、そうするとより一層の体毒が血中に溜まり敗血症や毒血症になりかねないのです。体は賢く、体の反応（＝症状）は敵でない、症状はありがたいの一言に尽きます。

症例4　皮膚発疹と潰瘍が風疹のレメディーで治癒したケース

1歳の男児

母親がこの子を妊娠した初期に風疹が（11年ぶりに）大流行し、24週目に母親の風疹抗体値が異常に高いことが発覚した。再検査の結果、やはり風疹抗体値が異常に高いので、お腹の赤ちゃんにいわゆるヘレン・ケラーのようないくつかの障害が幾つか重なって出るかも、とか、もう既に妊娠24週が過ぎているから中絶という選択肢は日本の法律上できないのだけれど、などと医師から言われ、母親の気持ちが一時とても乱れた（この母親は自宅出産を選択していたため、提携先の総合病院に足を運ぶ機会が少なく、この週で妊娠初期の検査結果を聞くこととなりました）。

また、母親は妊娠後期（34週）の超音波検査で、それまで女の子だと診断されていた胎児が実は男の子だと確定するまで、胎児にあまり愛情を向けられなかった（当時の母親は、母と娘の関係の難しさを痛感していたため、女の子を育てる自信がなかったので胎児が女の子と言われて戸惑っていました。ですから、妊娠34週目にこの子が男の子とわかり、母親としてはとても嬉しかった訳です）。

私は、この子に風疹のレメディーと、炎症に合うヒスタミンのレメディーを中心に出しました。そうすると、レメディーをとって1週間目に、高熱とともに顔の穴という穴から滲出液が噴き出しました（写真／症例4―A）。そして1週間後にまず高熱が引き、それから2週間後にまた熱が出て、皮膚はとてもきれいになったのです（写真／症例4―B）。

妊娠中の母親の血液中に風疹の抗体がたくさんあったということは、おそらく予防接種で風疹ウイルスが血液中にとどまり、慢性化した状態だったからでしょう。要するに、風疹が未解決のままであったということです。母親が風疹やはしかの慢性状態にあると、子どもはそれを受け継ぎ、早いうちに風疹様、はしか様の皮膚発疹を出すものなのです。

症例5　皮膚発疹がＤＰＴのレメディーで改善したケース

３歳の男児

ＤＰＴを繰り返し打たれたこの子どもは、顔と背中、首に、丸いふちのある乾いた発疹を出していました。

コーチゾンとＤＰＴのレメディーを与えている最中に微熱が出ましたが、高熱にはなりませんでした。皮膚発疹はどんどんジュクジュクして悪化しているように見えますが、これはＤＰＴの抑圧のふたがとれつつあるときで、体毒を集めて汁として排泄している状態です。悪くないことですが、悪化したように思い、誰もが嫌がります。

コーチゾンとＤＰＴのレメディーを水に入れて叩きながら頻繁に飲むように指示すると、高熱がやっと出てきて、３日間の高熱のあと汁を出しきり、10日間で顔も背中も首も大変よくなりました。

高熱は、体内で老廃物や異物が溜まって硬くなったときに、それらを溶かす役目です。そして、皮膚からよりいっそうの好転反応（汁や膿や体液）が出て、治癒するのです。熱はまことにありがたいのです。

症例6　全身のアトピー性皮膚炎がＤＰＴ、ＢＣＧ、麻疹（はしか）のレメディーで治癒したケース

もともと小さく生まれている子で、全身アトピー性皮膚炎です（写真／症例6―Ａ）。その子どもを約2年半担当していたのですが、私の出すレメディーでは治癒していきませんでした。もちろんＢＣＧやＤＰＴのレメディーも出しましたが、それでも全く治癒しなかったのです。

経験上、この子どもはほかの子と少し違うなと思いまして、もう1回、その子の予防接種歴をお母さんにうかがいました。よくよく聞いてみると、この方は在日の韓国籍の方で、韓国では予防接種を生後三カ月半の時点で一気にやってしまうということがわかったのです。ＤＰＴ、ＢＣＧ、麻疹の予防接種を一度にすませるのだそうです。私は日本の予防接種を前提に考えていましたから、ＤＰＴ単体のレメディーを出していたわけです。しかし、予防接種自体が単体ではなくて混合になっていたのです。その子のお母さんから、「いや先生、韓国では一緒にやるんですよ」といわれ、私も「えっ！」と驚きました。それで今度はＤＰＴ、ＢＣＧ、麻疹のレメディーを一緒にして出しましたら、それから約半年かかりましたが、いちばんひどかった顔がつるつるになりました。足はまだ少し残っています（写真／症例6―Ｂ）。

症例7　頬が真っ赤になった赤ん坊がＢＣＧのレメディーで治癒したケース

助産師ホメオパスの鴫原操先生がとりあげた赤ん坊の症例です。

最初はとても元気な子でしたが、生後４カ月たったときに頬が真っ赤っかになりました（写真／症例７—Ａ）。かゆくて汁も出るため、子どもはこするわけです。それでお母さんは困りました。

「４カ月になる少し前に、何かしましたか？」と聞いたところ、ＢＣＧの予防接種を打ったというのです。生後三カ月半でＢＣＧを打っているわけです。当然私はそのＢＣＧが原因であろうと考えました。ＢＣＧで発疹が出る可能性があることをホメオパスは経験的に知っていますから。

最初は、ホメオパシー理論を応用して開発された「ビーTu」という軟膏だけでも経過はよさそうだったのですが、根治には至りませんでした。そこでＢＣＧのレメディーを与えたわけです。すると皮膚はつるつるになりました（写真／症例７—Ｂ）。

何が子どもの頬を真っ赤にしたか、その原因がわかれば、同種のレメディーを与えることで飛躍的に治癒していくのです。

症例8　じんましんがＢＣＧのレメディーで治癒したケース

次の症例も、やはりＢＣＧの予防接種に関するものです。

この方は、あるとき草にかぶれて全身にじんましんが出て、さらに片頭痛も出るということで、薬剤を使って症状を抑え続けていたらしいのですが、その後、強烈なインフルエンザにかかってしまいました。

インフルエンザのレメディーというのが数種類ありますので、その中から２００３年度版のインフルエンザのレメディーを与えたところ、インフルエンザの症状はどんどんよくなったのですが、同時に、とびひ状の皮膚発疹とヘルペスが出てきました。これは、いわゆる好転反応です。患部にはひどいかゆみがあり、それがまわりに広がって、右腕ははれ上がり、腕を上げることもできない状態になりました。またそこがズキズキと痛み、耳たぶまで痛い。この好転反応の時期が最もつらいときですが、体が体毒を出そうとして頑張っているときでもあるのです。

こういう症状に対して、ホメオパスはメザリュームというレメディーを出します。その担当ホメオパスも、当然そのレメディーを出しましたが、それが全然効を奏しませんでした。私は、ホメオパスから依頼を受けると監修や指導を行っているわけですが、担当ホメオパスから、「由井先生、どうやっても黄色い汁が出て全く治る様子がない。全身にどんどん広がっている…」と相談を受けました。

私は発疹や汁の出方から、これはBCGが原因だとわかりましたので、もしかしたら、陽転にならなかったために BCGを何度も接種した経験はないかどうか、その人に聞いてみなさいとアドバイスしました。するとそのとおりでした。ああ、やっぱりなと思い、BCG用のレメディーを水ポーテンシー（レメディーを水に溶かして叩きながらとる方法で、より効力を発揮する）にして毎日とり続けさせたわけです。

BCG用のレメディーをとったあと、水疱が出てきて、真っ黄色の膿が出たそうです。背中一面にはぶつぶつが出て、特にBCGを打った腕からは膿が出て、黄色いガラスの破片のように一面にくっついていました（写真／症例8―A）。これは、BCGの予防接種によってつくられた膿を排出していたということです。さらにBCGのレメディーをとり続けた結果、きれいに治りました（写真／症例8―B）。

症例9　発達障害が水銀のレメディーで改善したケース

7歳の男児

症　状／多動。音楽が好きでリズムをとる。知能発達の遅れ。いつもニタニタしている。よだれが多い。顔を水につけられない。ずっと大声でわけのわからないことをしゃべっている。両足の扁平足。段差を飛ぶことができない。指が常にピアノを弾くように動く。

この子は2004年から3年間、ホメオパシーの相談会を受けています。はじめは相談室に入ることもできないほど動き回り、1つの単語を繰り返すだけでした。頭が大きく、妊娠中に水頭症かもしれないといわれたそうですが、レメディーをとり始めてから、2つの単語を組み合わせて発するようになり、コミュニケーションがとれるようになりました。一貫して梅毒マヤズムを中心にアプローチし、ワクチンの中に含まれる水銀に合うマーキュリアスを出すと、手をひらひら動かすことがなくなりました。ワクチンの中に入っている有機水銀やアルミニウム塩は、脳神経に溜まると自閉や多動を起こしやすくなり、また、梅毒マヤズムも刺激し、さまざまな疾患を生じさせると考えられます。

その後、水疱瘡にかかることができました。子どもが子どものかかる病気にかかりきることができると、親からもらった体毒や予防接種や薬の毒が一気に排出され、頭脳が発達し、とても賢くなるのです。

このあたりから明らかに言葉も増え、落ち着き、母親とのコミュニケーションがとれるようになりました。

その後、8種のワクチンレメディーを出したところ、態度が大変よくなる、自発的に宿題をするようになる、字をなぞれるようになる、受け答えがうまくなる、顔つきがしっかりしニタニタしなくなる、自転車に乗れるようになる、汗が出るようになる、プールで顔をつけられるようになる、といった変化がみられました。まだテンションは高く、よくしゃべりますが、確実にこの子は大きく成長しています。

ほかの自閉症、注意欠陥・多動性障害（ADHD）、アスペルガー症候群などの発達障害の詳細な症例と分析は、本書と同時に出版される『発達障害へのホメオパシー的アプローチ――発達障害の子どもたちを治癒に導く方法論と症例集』をお読みください。

このような子どもたちが、私たち大人に何を警告しているかおわかりでしょうか？　自閉症、注意欠陥・多動性障害を通して「まだ自己免疫のない私たちに予防接種をしないで！　不自然なものを体に入れないで！」と叫んでいるのです。もちろん、彼らが悪いわけではなく、弱いものがこの世の間違った部分を受け取ったということです。だから私たちには、彼らからの警告を理解し、できるだけ早く対処していく義務があるのです。

予防接種は正しい、必要だと思い込んでいる人々は、もっと注意深くならなければなりません。予防接種で利益を得るのはいったい誰なのか、よく考えなければなりません。私たちが自分自身に責任を持ち、自分自身の治癒力を信じることができれば、ワクチンは世の中から不要なものとなるのです。

そしてホメオパシーは、もう一度自然治癒力を引き出すように働きかけ、自分の力で病気を乗り越える手助けをしてくれるものです。ホメオパシーでは、ありとあらゆる側面からクライアントを病気にした原因を探り、適切なレメディーを探します。障害児は、このようなワクチンに含まれる異物が血中から脳神経に回って生じることが多いと考えられます。

ワクチン病には、大きく分けて、アルミニウム塩や有機水銀などの金属系の害と、病原体や異種タンパク質、抗生物質などの害があり、前者は自閉症、多動、てんかんなどとより関係し、後者は膿や発疹などとより関係していると考えられます。そして、ワクチンは複合接種されているために、レメディーもワクチンレメディーをコンビネーションにしていくことで初めて結果が出るということが多かったのです。

もちろん、予防接種をしていても自閉症や多動にもならない子どももたくさんいます。しかし、その子どもたちも、大人になって癌になる確率は高いといえます。体内に異物を注入され外に出すこともできずに適応した体は、いつか何らかのかたちでその毒を出すことになるからです。癌ですら、本当は体の老廃物を集めているだけなのです。癌になるまで体毒が溜まってしまったということなのです。癌は病気ではなく、老廃物を出すプロセスなのです。

常にマヤズムを落ち着かせ、排泄を善しとし、体に害となるものは入れないようにするならば、人間は１２０歳まで生きられると思います。しかし、このままワクチンを打ち続けるようであれば、私たち人類は滅亡するしかないようにみえるのです。

症例10　ペットのケース

シーズー　11歳　メス

最終ワクチン／２００３年４月に５Ｖａｃ、フィラリア予防（毎年）

以前より、ときどき後肢内側の赤みが強くなり、よくなめている。

体全体のかゆみが増す↓薬用シャンプーで対処

２００６年１月７日、左後肢が腫れ、足先をなめる。食欲がなく、元気なし。抗生物質を投与しても変化なし。

耳介左右にびらん。四肢端肉球が腫脹し、発赤。環状紅斑、病変表面は化膿、痂皮付着、四肢端の炎症が強い。抗生物質を投与するが変化なし。皮膚病理、表尿性血管周囲性皮膚炎（脂漏性皮膚炎を伴う）。

食欲減少、右鼻が腫脹し、呼吸しづらい。くさい（＋＋＋）耳介びらん形成、分厚い痂皮形成。

２００６年１月７日からホメオパシー療法を開始。抗マヤズムレメディー、ワクチンレメディーを指示するなかで、どんどん症状が症状がひどくなっていきました（写真／症例10―Ａ・Ｂ）。そして約１年かけて、全てのワクチン毒を排泄しきり治癒しました（写真／症例10―Ｃ・Ｄ）。

動物の予防接種も重要な問題です。毎年予防接種を打たれ続ける犬たちが、体中に腫瘍をつくって10歳もいかないうちに死んでいく姿を見て、つねに反抗できない弱いものが犠牲になるのはペットにもいえることです。このケースは私が監修したケースですが、私より、実際現場でワクチンなどと奮闘しながらレメディーを指示した、本江（ほんご）先生には頭が下がります。治癒するまでにどれだけの時間とどれだけの体力がいるか。ペットオーナーたちに、もう少しワクチンの知識があったらと思ってやみません。

いま、皆が気づき、子どもたちや動物、植物が出すメッセージに耳を傾ければ、私たちがどうあらねばならないか、どう生きるべきなのかが理解できると思うのです。

第7章
各小児病と予防接種の問題点

はしか——生ワクチン

麻疹ウイルスの感染によって起こる急性の感染症で、感染力のきわめて強い病気ですが、一度かかれば免疫ができます。昔はかからない人がいないくらい一般的でしたが、今日では、かかることが難しくなってきています。これは、予防接種によって慢性化してしまっているためではないかと思います。

母親がはしかにかかりきっている場合、その子どもは生後6カ月まで免疫があります。また、母親が子どものころにはしかにかかっている場合、授乳期間中の乳児も母親の免疫によって保護されます。一方、予防接種を受けた母親の子どもは、はしかに対する免疫を持っていないため感染しやすくなります。

実際、米国のミラー（N. Miller）の調査によると、近年、生後1年以内にはしかになるケースが多いということです。これは、両親となる人が予防接種を打ち始めた時期と符合します。そして、そのような子どもは幼ければ幼いほど免疫系がしっかり確立されていないので、はしかに感染したときの危険性は高くなります。しかし、もしかすると、これは親の慢性化したはしかを引き継ぎ、それを押し出そうとしてはしかを発症している可能性も考えられます。

子どもは、はしかにかかることによって免疫系が強化されます。特に、はしかの発疹とそれに続く落屑は、精神的・心的領域においての脱皮と比喩することができます。このように、はしかは本来、親から受け継いだり、本人が生来的に持っているこだわりを解放するためにあります。マヤズムの負荷を軽減するためにあるもので、とてもありがたいものなのです。実際、ロンネ医師はある研究において、「はしかにかかることで、将来、骨格系が変性する病気や自己免疫疾患や腫瘍にかかることがまれになる」という結論に達しています(Tove Ronne, Measles Virus Infection Without Rash in Childhood..."The Lancet", Jan. 5., 1985)。

本来、はしかは小学校に入学前の6~7歳ごろにかかるのが自然です。予防接種が導入される以前には、はしかは害のない小児病とみなされていて、子どもたちは全員はしかをすませておくようにいわれていました。しかし、はしかの予防接種は、はしかにかかる時期を学齢期にずらし、最近では大学生のあいだで流行するなど、はしかはより重い病気となってしまっています。これも結局は、はしかの予防接種によるワクチノーシスと、はしかそのもののダブルパンチによって重症化してしまっているというわけです。何のための予防接種なのか全くわかりませんし、予防接種が悪循環をつくりだしているように思えてなりません。そして、予防接種自体の害も大きな問題です。

はしかで亡くなる子どものほとんどが、肺炎を起こしています。肺炎は、解熱剤で熱を下げたり、発疹を軟膏で抑圧することで発症しやすくなります。事実、はしかの熱を解熱剤で抑圧することで、はしかの死亡率が一気に高くなるという報告があります。ちなみに、米国の専門家は、はしかの死亡率が以前より10倍も増したことを「予期しない。そして一部は説明がつかない」といっています（G.Buchwald 1994）。つまり、予防接種導入前は害のない小児病だったはしかが、予防接種と症状の抑圧によって、危険な小児病になってしまったように思います。

熱は発疹を出すジェネレーターの役目をしますから、熱を下げることでウイルスや体毒の排泄が停止し、慢性化する原因となってしまいます。また、皮膚発疹を軟膏で抑圧することで、内側の粘膜から排泄しようとして肺全体に発疹が拡大し、肺炎を併発する原因となります。ですから、はしかに伴う肺炎も排泄作用の一つとして必要なものなのです。これを抑圧するというのは大変危険なことなのです。死を回避できたとしても、はしかが慢性化してしまうことは免れません。

肺炎以外の合併症で多いのは中耳炎で、まれに脳炎を併発する子どももいます。これも症状を抑圧したり免疫が低下することで、体毒を排泄しきれないことから生じるものです。はしかにかかりきらせることで、中耳炎を回避することができます。中耳炎に対しては、抗生物質を投与したり切開したりすると、何回も繰り返し中耳炎になったり、首のリンパ節がはれやすくなります。これは、体毒を外に出さず最終的に首に溜めているからで、このような硬いリンパのはれは、高熱が出ないことには治癒していきません。

とにかく、はしかは余計なことをせず、かかるに任せることです。特に、熱や発疹を抑圧してはいけません。予防接種は全く不要です。万一、合併症が生じた場合でも、ホメオパシー療法が大きな助けになります。

麻疹ワクチン（現在、はしか、風疹の混合ワクチン［MRワクチン］のみとなっています）は、予防接種法に基づく定期接種と任意接種がありますが、定期接種は、これまで第1期（12カ月～24カ月未満）および第2期（小学校入学前の一年間）でしたが、２００７年の春に10～20代にはしかが流行したことを受けて、厚生労働省は、２００８年（平成20年）４月から２０１３年（平成25年）３月までの時限措置の予定で、第３期（中学1年生）および第４期（高校３年生）の定期接種を行う方針を決めました。

「確実に免疫をつけてもらうため」という理由に、思わず苦笑してしまいました。私からいわせれば「確実に慢性化して、二度と発症できないようにしてもらうため」に行われるわけです。

10～20代ではしかにかかる人が増えたというのは、やっと予防接種によるはしかの慢性状態から脱却し、急性症状を発症し、体毒を排泄する力がついたということのあらわれだと思うのですが、そこに再び毒物を注入して抗体をつくらせて慢性化させ、発症できないようにしているだけなのです。予防接種の有効期間とは、抗体が存在し続ける期間、すなわち慢性状態であり続ける期間と考えるのが妥当です。ですから、百年前のホメオパス、バーネット医師が観察したように、健康であればあるほど、予防期間（実は慢性状態の期間）が短くなる傾向となるわけです。

任意接種は、定期接種以外の期間に接種するものをいいます。麻疹ワクチン未接種で麻疹未罹患の場合は、自費になってしまいます。1歳未満の場合、基本的には6カ月からが接種対象となりますが、乳児がはしかにかかると重くなりやすいということで、6カ月になったら麻疹ワクチンの接種が推奨される傾向にあります。この任意接種をした場合でも、第1期の麻疹ワクチンは予定通りに接種されますので、余分に接種することになります。もちろん、定期接種も任意接種も行う必要はありません。

風疹——生ワクチン

風疹ウイルスへの感染によって起こる感染症で、俗に「三日ばしか」と呼ばれます。かかるのは幼小児が多く、普通、春に流行します。一度かかると生涯免疫ができます。

症状は小児ほど軽く、だいたい3～4日で熱は下がり、発疹も消えます。大人の場合は重くなることもあり、30歳以上で感染した人の半数に関節の痛みなどが出ます。ごくまれに、合併症として軽い脳炎を起こすことがあります。合併症ははしかと同様、薬剤による熱や発疹の抑圧と密接に関係していると推測します。小児病における熱や発疹の抑圧は全く余計なことなのです。

はしかに比べて症状は軽いのですが、妊娠初期の女性がかかると、白内障などの視力障害、心臓病、小頭症など「先天性風疹症候群」のある子どもが生まれる危険が高くなります。風疹が重要な感染症としてクローズアップされるのはそのためで、免疫のない成人女性は予防接種を受けたほうがよいとされています。そういうわけで、日本では平成6年までは、中学生の女子のみがワクチンの接種対象でしたが、同年の予防接種法改正によって、なぜか対象は生後12カ月から90カ月までの男女とされました。

米国コネチカット州ニューヘブン在住の、女性ウイルス学者ドロシー・ハルトマンは、風疹と風疹予防接種のスペシャリストとして有名ですが、彼女は、本物の風疹にかかった場合、二次罹病率は2〜5％であるのに対して、風疹の予防接種を受けた人の場合、二次罹病率は50〜１００％であると考えています。風疹の予防接種を受けた子どもたちの半分以上が、風疹予防接種を受けたにもかかわらず、風疹になっているというのです。もともと風疹予防接種は、妊娠した女性が風疹にかかると胎児が先天性風疹症候群になることを懸念して始められたものですが、この予防接種はその目的にも合致しません。それゆえ、ドロシー・ハルトマンは次のようにすすめています。

「本当はできるだけたくさんの女の子が、子どものころに本物の風疹にかかることができるようにすべきなのです」（Ravi Roy und Carola Lage-Roy : Homopathische Prophylaxe.Droemer Knaur, Germany, 2005）

風疹は感染率が比較的高いので、どんな女の子にも本物の風疹に感染する機会があります。さらに風疹は、子どもの体にほとんど害を与えることがないので、風疹にかかった子どもは、できるだけ多くの子どもが本物の風疹に感染して信頼性の高い免疫が得られるよう、学校に送り込まれることが推奨されるべきです。そうして、子どものころにしっかり風疹にかかり免疫を獲得することが、いちばん自然で安全なことなのです。

水疱瘡——生ワクチン

水痘ともいいます。ヘルペスウイルスの仲間である水痘帯状疱疹ウイルスへの感染によって起こる感染症で、発熱とともに、体中に小さな水疱（水ぶくれ）ができます。感染力の強い病気ですが害は少なく、一度かかれば生涯の免疫ができます。免疫は、授乳がない場合生後6カ月まで、授乳がある場合その期間は罹患しません。幼小児（3〜10歳）がかかりやすく、小児の場合軽症で終わりますが、成人が感染すると重症になる傾向があります。

また、以下のような記事もあります。「水疱瘡の予防接種を受けることで、15歳以上の大人で10倍、50歳以上で100倍も子どものときにかかるよりも死亡率が高くなるという統計があり、毎年60名が死亡しており、主に子どもよりも大人にみられる。政府の医者たちによる2003年の調査では、次のように結論づけている。〝習慣的な子どもの水痘ワクチンは費用効率が高いとはいえない。また、全体的に死亡率を上げている可能性もある〟」（2007年11月9日、英国テレグラフ紙オンライン記事、Richard Halvorsen）

予防接種によるワクチノーシス（ワクチン病）にプラスして、本物の水疱瘡の病気というダブルパンチを受けるために、水疱瘡のような何でもない病気が危険な病気となってしまうのです。ですから、水疱瘡の予防接種は百害あって一利なしです。

現代医療では、かきむしったところが化膿しないよう、抗生物質の軟膏を用いたり、かゆみを抑える抗ヒスタミン剤を服用することがあります。しかし、症状を抑圧した場合、あるいは現代医療や薬剤などによって免疫が低下している人が水疱瘡にかかった場合、見かけ上は治ったとしても、ウイルスは体の神経節に潜伏することになります。そして、ストレス、疲労、過労、加齢、外傷、手術などによって免疫が落ちると、潜伏していたウイルスが活発になり、胸や背中、顔などの神経に沿って、痛みを伴う発疹や水ぶくれができます。これを「帯状疱疹」といいます。

英国公衆衛生検査局（Public Health Laboratory Service）は、子どものときに水疱瘡の予防接種を受けると、成人後に帯状疱疹を発症する確率が高くなるという研究結果を発表しています。

帯状疱疹とは、水疱瘡の予防接種によって体内に水痘帯状疱疹ウイルスが埋め込まれた、一種の遅発性ウイルス感染症であるように思います。また、子どものときに水痘帯状疱疹ウイルスに感染しても、水疱瘡として急性症状を発症することができない状況であったり、発症しても発疹を薬剤で抑圧し水痘帯状疱疹ウイルスを体内にとどまらせてしまったりすることによっても同じことが生じているように思います。特に、高齢になってから帯状疱疹を発症した場合などは、合併症で死亡する危険性が高くなりますので、くれぐれも水疱瘡の予防接種は受けないほうが賢明です。

ある幼稚園でほとんどの子どもが水疱瘡にかかりました。予防接種を受けた子どもは発疹が少なくて、微熱が少し続くという感じでした。一方、予防接種を受けていない子どもは発疹がひどく、発疹が少ない子はあまりいませんでした。これを聞くと「やっぱり予防接種をすると軽くすむんだ。予防接種はすばらしい」となりそうですが、ここが落とし穴です。ホメオパシー的にみると、予防接種をしたために病原体を内在させたまま出しきれていないと解釈でき、のちに帯状疱疹にかかる可能性を残してしまうわけで、やはり予防接種は怖いものなのです。一方、予防接種をしていない子どもたちはしっかりかかりきっているわけです。ただし、症状が長引いてしまった場合は、やはり出しきれていないことも考えられますので、ホメオパシーでサポートすることが大切です。

ここでいくつかの症例を紹介します。

［症例1］　女性・33歳・滋賀県（RAH－UK体験談より）

「3歳の息子のことです。初めて子どもの病気である水疱瘡にかかりきることができ、本当にうれしく思っています。水疱瘡のお友達と遊んだので、こまめに体をチェックしていたところ、金曜日の夜38・6℃くらいの発熱。とうとうきたかと頻繁に服をめくっていたのですが、発疹は出ず熱も下がってしまいました。機嫌が悪い！　という日が3日ほど続き、火曜日に発疹が出てきました。幼稚園への説明もあるので小児科を受診したところ、典型的な水疱瘡とのこと。薬が処方されましたが、心の中で『飲まないし塗らないよ！』と思いながら受け取り帰りました。

幼稚園をお休みして、水、木、金…。TS—32、ラストックス、ソーファー、ブライオニア、ポースティーラをリピートしました。しかし、子どもは元気で家中走り回っているし、発疹は少ないし、この子の水疱瘡は軽いのかなと思っていたところ、金曜の夕方、お昼寝から覚めた子どもの体を見ると、発疹が膨らみ小豆大の大きさになっていました。そして、頭の先から指先、足先まで、本当にすごい発疹が出ました。熱も39℃以上の熱。発疹が痛いらしく、かなりつらそうでした。

この間もレメディーをとり続けましたが、変化が感じられなかったので、いつもお世話になっているホメオパスの先生に相談しました。先生はＹＯＢＯキットの中のバリセラとヘーペスゾースターを送ってくださり、寝る前に2回リピートしました。次の日はケロリと元気になり、レメディーのすごさを改めて感じました。子どもの治る力も!!

水曜の朝、小児科へ行くと、『昔、薬がなかった時代はみんなこれくらい出るのが普通だったよ。薬飲まなかったらもっと出てたね。よかったね〜』といわれました（薬をとっていないのに……）。

ここ2年ほどレメディーで対応しているのに、この子の中にはこんなに出すものがあるんだな、と驚いています。まだかさぶただらけの体ですが、明日から幼稚園です。心も体も少し強くなった息子は、とてもすっきりした顔をしています。ありがとうございました!!」

水疱瘡といえば昔は全身から発疹を出すものでしたが、現在はポツポツとしか発疹が出ないケースが多くなっています。水痘ウイルスを出しきれていないのです。私自身、相談者と話をするなかで、最近、水疱瘡の発疹が少なくなっていると感じていました。

これは症状が軽くなってきているのではなく、免疫が低下したことによって高熱を出す力がなくて、かかりきれなくなってきている現れと考えられます。マヤズム化しつつあるともいえます。予防接種をしていない子どもでも症状があまり出ないケースが多々みられますが、それは両親の予防接種による抑圧の歴史が原因と考えられます。中途半端にかかると、大人になってから帯状疱疹や多発性硬化症を発症する原因となってしまうこともあります。かかったときは、しっかりかかりきることが大切です。

いずれにせよ、かかりきっている、かかりきっていないにかかわらず、ホメオパシー的には、水疱瘡からつくられたバリセラというレメディーをとることをすすめます。ただし、水疱瘡の予防接種をした子どもや抑圧のある子どもたちにバリセラを与えると、ぐわーっと症状が出てくることが予想されます。予防しようと思ってとったのに、と私に文句を言ってくるかもしれません。ですから、予防接種を受けた子どもはホメオパスに相談していただいたほうがいいのです。

かかりきっていない場合は、もう1回出るのだということを理解してください。バリセラをとって水疱瘡の症状が出てきたときは、バリセラをどんどんリピートしたり、症状に合わせてほかのレメディーをとっていくことも大切です。膿がひどい場合にはヘパソーファーというレメディーも必要です。そして、治癒してからもう一度バリセラとヘーペスゾースターを与えて、根治に導くことが大切です。

［症例2］

「この子はもともとアトピーがありました。特に顔の部分のアトピーがひどく、私の相談会にきているうちに水疱瘡にかかってくれたわけです。そして、水疱瘡にかかったらアトピーがきれいになったのです。よかったと思っています。この子のアトピーは、水疱瘡の抑圧（親の水疱瘡の抑圧や予防接種）と関係していたのかもしれません」（『由井寅子のホメオパシー

的予防セミナー』２００７年5月6日）

［症例3］

「子どもに不活性化した水疱瘡ウイルス入りの予防接種が実施された。その子どもの免疫系は崩壊し、髄膜炎にかかり、重度の身体・精神障害となり、予防接種によって起った免疫不全のため2歳半で死亡した」（『ホメオパシーの手引き⑩小児病』より引用）

多発性硬化症と水疱瘡ワクチン

多発性硬化症の患者が、帯状疱疹ウイルスと特有のかかわりをもっているという重要な証拠があります。若い多発性硬化症患者は、一般の人と比較してより早い時期に帯状疱疹にかかっており、より頻繁に発症していることがわかっています。多発性硬化症の患者には、帯状疱疹の再発がほかの人よりも頻繁にみられます。

カナダの研究では、「北米では多発性硬化症の罹患と水疱瘡の流行に明確な相関関係がある」（Canadian Journal of Neurological Sciences, 1999;26:29―32）ということがわかっています。また、北から南下するにしたがって、多発性硬化症も水疱瘡もどちらも起こりにくくなります。

水疱瘡にかかったときに抑圧することで、のちのち帯状疱疹や多発性硬化症を生じやすくなり、さらに帯状疱疹にアシクロビルなどの抗ウイルス薬や、患部に抗生物質の軟膏を塗って抑圧すると、より多発性硬化症を発症しやすくなるのではないかと考えます。皮膚発疹は抑圧しないことが基本です。

※多発性硬化症――脳と脊髄の神経線維は、神経どうしを絶縁する働きのある「ミエリン」という脂肪質の鞘(さや)で覆われています。多発性硬化症は、免疫が何らかのきっかけで自己のミエリンを外敵とみなし、攻撃することによって起こる脳と脊髄の病気です。そのきっかけが何かははっきりしていませんが、水痘帯状疱疹ウイルスが関与していると思われます。そのために、神経の情報が上手く伝わらなくなって、さまざまな症状が出てくるのです。よくみられる症状は、視力障害・運動障害・感覚障害・排尿障害・しびれ・めまい・疲労・ふるえなどですが、ミエリンが壊された場所によって症状は異なり、その程度も人それぞれです。20～40代に多く、男性よりも女性に多く発病する傾向があります。日本国内には、およそ1万人の患者がいるといわれています。急性期には、炎症を止めるために副腎皮質ステロイド剤を使った治療が行われますが、抑圧するだけで根本的な治癒を妨げ、ストレス・過労・かぜ・出産などが引き金になって再発することになります。

結局、水疱瘡の予防接種や水疱瘡を薬剤で抑圧することによって、神経繊維に水痘帯状疱疹ウイルスがとどまりやすくなり、帯状疱疹を発症しやすい状態となるのです。帯状疱疹を薬剤で抑圧することで、多発性硬化症を発症しやすくなるという構図がみえてくるわけです。多発性硬化症になりたくなければ、子どものころに水疱瘡にかかりきることです。もちろん、ミエリンを外敵とみなし攻撃するきっかけは水痘帯状疱疹ウイルスだけではなく、ほかのウイルス感染症の予防接種や薬剤による抑圧も関係していると考えられます。いずれにせよ、免疫低下によるウイルス感染症の慢性化が原因と考えられ（もちろんウイルスが増殖する土壌の汚れや、体内毒素を浄化できないことがより根本的な原因となります）、免疫を低下させると同時に、ウイルス感染症の慢性化の原因となる予防接種は、多発性硬化症の大きな原因となっていると考えられます。

百日咳（ＤＰＴ三種混合ワクチン）――不活性化ワクチン

百日咳は、以前は乳幼児がかかると死ぬこともある危険性の高い病気でしたが、今日ではずっと経過が軽くなっています。ただし、母乳の中には通常、小児病の病原体に対する抗体が含まれていますが、百日咳菌の抗体は含まれていないため、乳児においてはいまなお恐れられています。

現代医療では、細菌に対して抗生物質、咳に対して鎮咳剤や鎮静薬を投与しますが、ホメオパシー的には、抗生物質、鎮咳剤、鎮静薬の使用は根本解決と排出を妨げ、病気を慢性化、複雑化させる原因になると考えます。

予防ワクチンは普通、小児期にジフテリア、百日咳、破傷風がセットになったＤＰＴ三種混合ワクチンの形で接種されます。百日咳の予防接種は免疫を低下させ、子どもをより危険な状態にします。副作用が出ない場合でも、慢性のぜんそくになる可能性が高く、予防接種は受けないほうが賢明です。

そもそもホメオパシーでは、咳は肺からの排泄のための大切な症状と考えます。百日咳も何か排泄するものがあって出ていると考えます。百日咳菌が百日咳を起こしているのではなく、何か排泄するものやこだわりがあって菌が増殖し、咳を起こさせていると考えるのです。

咳を抑圧すると肺からの排泄物が排泄できなくなり、肺炎を起こしやすくなったり、咳を止めても排泄物はなくなるわけではありませんから、結局、慢性的なぜんそくに移行するだけなのです。実際、百日咳の予防接種を受けると、ぜんそくにかかる確率が予防接種を受けていない人の５〜６倍に増加することが知られています。この場合、ぜんそくは百日咳の慢性化した状態と考えられるわけです。

米国では以下のような報告があります。

米国国内で年間約３万４０００件の百日咳が発生し、約10件が死亡し、約３件が長期的な後遺症を患っている。一方、３万５０００人の子どもが予防接種により異常な反応を示したという報告がある。そのうちの約１０００人が死亡し、約１万人が長期的な後遺症を患っている（「ＤＰＴ――暗黒への一撃」、H.L. Coulter und B.L. Fisher "DTP-Ein Schußins Dunkle", Barthel & Barthel Verlag, Berg 1991.）。

この数字は報告されたもののみであり、潜在的にはこれをはるかに上回る子どもに、副作用が生じていると推測できます。なぜなら、この報告は医師から提出された報告に基づいており、医師は予防接種とそれによる副作用という関係性について想像がおよばないよう、意識にすり込まれていることが多いからです。

このように、百日咳の予防接種は、天然痘や結核の予防接種とならんで最も危険な予防接種とみなされています。日本でも、１９７０年代からＤＰＴワクチン、ことに百日咳ワクチンによるとされる脳症などの重篤な副作用発生が問題となり、１９７５年２月に百日咳ワクチンを含む予防接種は一時中止となった経緯があります。


予防接種によって、次のような副作用があらわれる可能性があります。

皮膚の痛み、赤らみ、傷、はれ、熱、嘔吐、下痢、咳、鼻かぜ、耳炎、けたたましい叫び声（かん高い調子で突然叫ぶ発作が何時間も、何日にもわたって続くことがある）、普通の泣き発作（慰めても改善しない。多くのケースで、この絶叫発作は周期的に何カ月にもわたってあらわれる。この絶叫発作の続きとして持続的な不安状態が残ることがある）、虚脱、過度の睡眠欲求、けいれん、かんしゃく、筋肉コントロールの喪失（協調運動障害）、脳炎、血小板減少症、溶血性貧血、糖尿病、低血糖症、予防接種直後の死。

生後２〜４カ月にあらわれる幼児突然死症候群（コットデス）の多くは、予防接種の結果として説明できる可能性が高いのです。

実際に、ネバダ医学学校のウィリアム・トーチ医師は、「幼児突然死症候群で死亡した１０３人の子どものうち、約３分の２が死の３週間前にＤＰＴワクチンを受けており、ワクチン接種した当日にも多くの子どもたちが死亡している」（Ravi Roy und Carola Lage-Roy :

Homopathische Prophylaxe.Droemer Knaur, Germany, 2005）という報告を発表しました。彼は、これは単なる偶然ではなく、因果関係が十分にありそうだと述べています。

ドイツでは毎年５０００人の子どもが幼児突然死症候群で死亡しています。最初はうつぶせ寝のせいにされ、次に仰向け寝のせいにされました。しかし、解剖検査の結果、神経損傷が確認され、原因が不明とされています。日本では百日咳の予防接種が実施されて以来、子どもが２歳になったときに突然死が生じるようになりました。百日咳の予防接種と神経損傷、幼児突然死症候群の関連が強く疑われます。

副作用で重度の神経障害

百日咳の急性の副作用は、結果的に持続的な障害をもたらすことがあります。ひどい神経学的な障害が非常に頻繁にあらわれます。急性の神経学的な反応があった子どもたちのおよそ３分の２が、永続的な障害を受けます。そのような障害には、とりわけ以下のようなものがあります。

てんかん、片側の麻痺、盲目、知的障害、行動障害、睡眠リズムの逆転、多動症候群、学習障害、アレルギーと感覚過敏。

予防接種が右記のような重度の障害と関係しているとしたら、軽度の障害や問題が予防接種と関係していないなどということはありえないでしょう。予防接種は、そのような多くの問題と深く関係している可能性が非常に高いと推測するのが当然です。予防接種の弊害について、もっと大規模な調査と研究がなされる必要があります。

私は臨床において明確に、ＤＰＴワクチンによって気管支炎やかぜにかかりやすくなるという実情を観察してきました。それは、百日咳のワクチンによって結核体質が活性化されるからであると考えられます。百日咳は、マヤズム的には淋病、結核、癌のマルチプルマヤズムとなっています。

［症例］３歳の男児

「全身のアトピーと咳でヒューヒューしてしまう。タンパク質の食物アレルギー、アナフイラキシーショック。予防接種歴はＤＰＴワクチン５回。

〈ＤＰＴ〉と〈パタシン〉というレメディーを与える。投与後、顔がはれ上がり、熱が出て、発疹がひどくなった。その後、熱、はれ、発疹は改善へ向かったが、咳だけが残ってしまった。もう一度パタシンを与え、治癒した」

ＤＰＴワクチンの中のＰは百日咳(Pertussin)です。ＤＰＴワクチンを打たなかったならば、これほど子どもの呼吸器系疾患が生じることはなかったのではないかと思われます。臨床経験上、ＤＰＴワクチンはぜんそくを引き起こし、慢性鼻炎のアレルギー疾患をつくりだすといえます。

最近の百日咳の流行を受けて、以下のような記事がありました。

「激しい咳を2週間以上繰り返す『百日ぜき』の患者報告数が4月現在、現行体制で集計を取り始めた００年以来で最多のペースで増えていることが、国立感染症研究所のまとめで分かった。成人の患者が増加しているのが特徴で、同研究所は「しつこい咳が続くようなら早めに受診してほしい」と注意を呼びかけている。

同研究所は、００年から全国約３０００の医療機関から患者発生の報告を受け集計している。今年は4月20日までに計１２６４例の報告があった。百日ぜきが流行した００年の同時期は９６１例で、これを大きく上回る。年間の患者報告数は最多だった００年が３８０４例、昨年が２９２６例だったが、同研究所感染症情報センターの安井良則主任研究官は『今の状況が続けば、今年の患者報告数は００年以降で最多となる可能性が高い』と警戒する。

原因について同センターは『乳幼児のころに接種したワクチンの効果が弱まり、百日ぜきにかかる成人が増えた』と分析する。乳幼児には混合ワクチン接種が実施されており、０～３歳児の患者報告数は減少。しかし成人の患者は０２年から増加し、昨年は全報告数の約31

%を占めた。今年の報告分でも全体の約38%（478例）に達している。安井主任研究官は『調査からもれて報告されない成人患者はかなりの数に上ると考えられる。また思春期にワクチン接種を追加することを検討する必要がある』と指摘している。

【関東晋慈】」

毎日JP〈毎日新聞社のweb記事より〉（2008年4月29日）

「百日咳は小児病の一種で、本来6歳までにかかることが多い病気です。実際、百日咳の予防接種が導入される前までは、大人がこの病気になることはありませんでした。しかし現在、大人が百日咳を患うケースが頻繁に生じています。これは、百日咳の予防接種が原因と推測できます。また、百日咳の予防接種を受けると、ぜんそくにかかる確率が予防接種を受けていない人の5〜6倍に増加することが知られています。この場合、ぜんそくは百日咳の慢性化した状態と考えられます」（『ホメオパシーガイドブック⑥予防』ホメオパシー出版刊）

大人がこの病気になることが多くなっているということは、子どものころに予防接種をするために、抗体がつくられ、感染しても発症することができず、慢性化してしまい、それが大人になって排泄しようと急性症状を呈すると考えられます。それを避けるために、思春期にワクチン接種を追加するというのは愚かなことといえます。

破傷風（DPT三種混合ワクチン）——トキソイドワクチン

破傷風は、土壌中の破傷風菌が傷口から体内に侵入することによって起こる感染症です。感染症ではあっても、いわゆる小児病ではなく、子どもたちが特に発症しやすいわけでもありませんが、三種混合ワクチン（DPTワクチン）として、百日咳やジフテリアとセットになって集団接種しています。破傷風の予防接種をしても、5～10年で効果がなくなるといわれており、この有効期間も根拠があるのかは疑問です。先に述べたように、有効期間というのはその人がどれだけ健康であるかによって、すなわちどれだけ早くワクチン毒素を解毒することができるかによって異なります。いずれにせよ、成人の場合、予防効果はなくなっていると考えたほうがよいでしょう。

一般的に、破傷風は治療が困難な病気と思われているのか、予防接種は不要と考えている人でも破傷風の予防接種だけは必要と思っている人がいるようですが、症例の93％が現代医療でも治療できます。誰もが発症するわけではありませんし、予防効果が本当にあるのかも疑問であり、副反応のリスクもあります（第3章「破傷風とジフテリアのワクチンは必要か」を参照）。

破傷風で死亡するのは、症状のピークとなる数時間、呼吸困難になることによります。しかし、このとき救命救急センターに駆け込み、気道を確保してもらえれば死亡することはありません。その場合は、小児科や内科では間に合わないので、まっすぐ救命救急センターに行くことが大切です。通常、破傷風が一気に全身に発現することはめったにありませんので、症状の出方をきちんと勉強しておき*、破傷風の症状が出始めたらすぐにホメオパシーで対処するか、必要なときには病院へ行くことができれば、予防接種は全く必要ありません。

幸いホメオパシーには、ハイペリカム、リーダム、テタネスという破傷風に適合するすばらしいレメディーがあり、ホメオパシー的対処やホメオパシー的予防が可能となっています。

＊参考図書……『ホメオパシー的予防』（ホメオパシー出版刊）

消毒は危険

傷の治癒を早めるためにいちばん有効なのは、傷口をきれいな水で洗い流すことです。異物や土の汚れなどを取り除くことが、破傷風の最大の予防策となります。刺し傷などでなければ、水で十分洗い流すことで傷口を無菌状態にすることができます。出血がない刺し傷の場合は、少し出血するまで傷口を圧迫するようにします。

市販の消毒薬を傷口に塗ることは、傷口の細胞の治癒力を奪い、治癒を遅らせる原因になります。市販の消毒薬は細胞の治癒力を奪うため、殺菌効果が十分でないときはかえって危険です。市販の消毒薬の代わりに、ホメオパシー版消毒薬であるハイペリカムチンキとカレンデュラチンキを薄めた液を、傷口に塗ることをおすすめします。カレンデュラチンキは生命力を高め、肉芽細胞を増殖させる働きがあります。これらのことは、免疫がまだできていない赤ん坊や、免疫が低下している人が傷を負ったときには特に重要となります。

そもそも、「消毒」という概念が間違っているのではないかと私は考えます。微生物が増殖するのは、体内に異物や汚れがあるからです。彼らはそれを分解するために必要なのです。彼らの餌となる異物や汚れがなければ、彼らが繁殖する理由はありません。したがって、体内に異物や汚れが入らないように清浄な水で傷口を洗うことがいちばん大切なのであり、菌を殺して健康を維持しようという考えは間違っています。消毒は細菌を殺すかもしれませんが、同時に私たちの細胞を傷つけ、免疫力を低下させ、傷の治癒を遅らせるもので、おすすめできる方法ではありません。もちろん、命にかかわる場合の消毒は必要ですが、そうでない場合は、私たちの免疫力を高める方向で治療がなされるべきであると考えます。

英国に、『ブラックブルテン』という医師や研究者からなる消費者団体が発行している薬の専門誌があります。１９９２年のこの雑誌に、局所的に使われる抗生物質の効果について調査した結果が掲載されました。実際に、抗生物質を局部的消毒に使ったところ全く効果がなく、何の役にも立たなかったどころか治癒を遅延させてしまう効果があることがわかりました。

破傷風死亡率低下と予防接種は無関係

破傷風の死亡率が低下したのは予防接種による、と主張する人がいますが、第4章の「予防接種神話の嘘」資料④のグラフを見る限り、予防接種が破傷風の死亡率に影響を与えたとはとてもいえません。むしろ、公衆衛生が整備され、個人の衛生管理が進み、傷の手当てが適切になされるようになったことに加えて、農業の機械化が進んだことが相乗的に働き、破傷風の罹患率がめざましく下がったと考えるのが妥当です。

破傷風ワクチン（DPTワクチン）の問題点

・アナフィラキシーショックと破傷風毒素（DPTワクチン）

破傷風毒とアナフィラキシーショックには関係があるという証拠が、米国医学協議会・予防接種安全性検討委員会（Vaccine Safety Committee of the Institute of Medicine）にあります。具体的には以下の症状が報告されています。

顔面蒼白になったあと、紅斑が広がる、じんましん、かゆみ、皮下の浮腫、浮腫、喉頭のけいれん、喘鳴、頻脈、低血圧、循環血液量減少性ショック。
破傷風毒素とアナフィラキシーショックに関係があるとすると、破傷風毒素が血液中にとどまっている何よりの証拠といえ、破傷風毒素とジフテリア毒素が一緒になったＤＰＴワクチンを生後３カ月から１カ月ごとに連続３回打つことは、大変危険であるといわざるをえません。

・三種混合ワクチンの副反応
三種混合ワクチン接種後に起こる重大な副反応としては、アナフィラキシーショック（じんましん、呼吸困難、血管浮腫など）、急性血小板減少性紫斑病、脳症、けいれんがあります。そのほか、過敏症（接種直後～数日中に発疹、じんましん、紅斑、掻痒などがあらわれる）、発熱、不機嫌、局所症状（ワクチンを皮下注射した部位に、発赤、腫脹、水疱、疼痛、硬結）、局所の小硬結は、アジュバント（アルミニウム塩）によって起こる。大きさは小豆～大豆程度で、球状で皮下に触知される。局所反応は、特に、Ｔ＝破傷風トキソイドが原因で起こる。

［症例］５歳、男の子
「自閉ぎみ、知的障害のある子ども。歯ぎしり、歯をくいしばる。緊張するとまばたきが

激しくなり、ニタニタ笑う。目を合わさない。

さまざまなホメオパシーの治療をしたが、一向によくならなかった。しかし、ディーピーティーのレメディーを出したときに、高熱が出て、少しアイコンタクトがとれるようになった。その後もディーピーティーを出すが、際立った効果はみえなかった。DPTワクチンを打ってから3カ月後に犬にかまれたとのことなので、テタネス、リシン、リーダムのレメディーを朝昼夜と出す。一時的に激しくまばたきが増えた。その後3日間、高熱が出て、下がったあとに咳が1カ月も続いた。

いまはニタニタ笑うことがなくなり、歯ぎしりが減り、母に対して目を合わせ、話をするようになった」

私の臨床経験上、DPTワクチンを繰り返し打つことで、子どもたちが顎関節症やひきつけを起こしやすくなったり、慢性鼻炎になりやすくなるといえます。慢性鼻炎は血中が体毒に侵されることで生じると考えています。

また、犬にかまれたり、予防接種の注射針によって病原体の侵入経路ができてしまうので注意が必要です。けがで皮膚が破れた、注射を打った、動物にかまれたというときは、その場でリーダムとバプティジアのレメディーをとり、また、破傷風のホメオパシー的予防のためにテタネスをとることが大切です。

ジフテリア（ＤＰＴ三種混合ワクチン）――トキソイドワクチン

ジフテリアは、ジフテリア菌によって起こる急性の感染症で、感染力が強く、死亡率も５～10％とかなり高い病気です。しかし、実際に発症するのはジフテリア菌感染者の10％程度で、90％は感染しても症状の出ない不顕性感染となります。

予防ワクチンは、百日咳、破傷風、ジフテリアがセットになったＤＰＴ三種混合ワクチンの形で接種されます。ジフテリアは破傷風と同様、ジフテリア毒素をホルマリン処理して無毒化したトキソイドです。

ジフテリアは、ワクチンの普及によって激減したといわれていますが、これは事実ではありません。英国の女性医師ホメオパスであるドロシー・シェファード女史は、「ジフテリアの死亡率の低下は、ジフテリア菌の感染力が弱まった段階で予防接種が導入されたためであり、ジフテリアの死亡率の低下が間違って予防接種と関連づけられてしまった。むしろ、ジフテリアの予防接種を導入してから逆にジフテリアの罹患率は上昇している」（『More Magic of Minimum Dose』）と述べています。第４章の「予防接種すると予防できるという嘘」で述べたとおり、ジフテリアの予防接種によってジフテリアが急増し、死亡者数が増大したデータや、予防接種の廃止によって死亡者数が激減したデータが実際にあります。

また、シェファード女史は次のようにも言っています。

「予防接種による予防が失敗したケースが３０００件以上も知られており、50のケースで死亡している。予防接種を受けた子どもたちは、予防接種を受けてから最初の6カ月間にジフテリアに感染しやすくなるだけでなく、何人かはジフテリアの保菌者にもなるため、ほかの人にとっても危険である」

「ジフテリアの予防接種に対してよく知られている反応には、痛み、はれ、吐き気、不快感、体温上昇、2、3日間全身が病気になったような感じが一般に知られているが、それ以外に予防接種と関連づけられていない後発性の反応として、体重の減少、全身的な脱力、衰弱、そのほかの合併症などを観察している。また、ＢＣＧの予防接種ではほとんどすべてのケースで結核が突発した。病院内で予防接種をする前とした後の子どもたちを観察する機会があったが、予防接種を受けた子どもたちは全身の成長が妨げられ、疾病率の上昇がみられた。ある女の子は予防接種のあとで成長が全く止まったが、それは明らかに予防接種の害だったので、その近所の親たちはみんな数年間にわたって予防接種を受けることを拒んだ」（『More Magic of Minimum Dose』）

それにしても、この病気は日本ではほとんど絶滅してしまったようにみえます。国内では

１９８９年から現在までに、１９９３年と１９９９年に一人ずつ死者が出たのみで、発症数も数十件程度です。

ドイツのブーフヴァルト医師は述べています。

「実際にもう存在しない病気に対して、今日定例として予防接種がなされるのはばかげている」（Ravi Roy und Carola Lage-Roy:Homopathische Prophylaxe.Droemer Knaur, Germany, 2005）。彼は、ジフテリアワクチンの重大な副作用として、下半身の麻痺と脳障害の観察をしています。

おたふくかぜ（流行性耳下腺炎）――生ワクチン

ムンプスウイルスへの感染によって起こる急性の感染症で、正式には流行性耳下腺炎といいます。以前はしばしば春に流行していましたが、今日では流行性ではなく散発的に軽いかたちであらわれるだけになっています。熱が出て、耳たぶの下の耳下腺がはれるため、「おたふく」の名がつきました。いちばんよくかかるのは8～15歳で、男の子は女の子のほぼ2倍の割合で罹患します。感染力が強い一方、感染しても症状があらわれないケースもかなりあります。

片方の耳下腺だけがはれ、発熱がないときは、化膿性耳下腺炎や反復性耳下腺炎など異なる病気の可能性があります。また、頭痛が強く、嘔吐が続くときは、髄膜炎を併発している可能性がありますので、注意を要します。

免疫は、授乳がない場合は生後6カ月まで、自然に獲得した免疫をもつ母親から授乳がある場合は、授乳期間中は罹患しません。ですから、母親が予防接種を受けていて、胎盤を通して母親の免疫が得られない乳児に危険性があります。

成人男性がこの病気にかかると睾丸炎を併発することがあり、ひどいときは精巣の働きがそこなわれ、無精子症になる危険があります。予防接種による予防期間は15～30年といわれていますから、男子が生殖能力のある年齢に達するころには、おたふくかぜの予防効果が弱まるか、なくなります。この面でも、小児期の予防接種は無意味です。

そもそも今日、おたふくかぜは非常に無害な病気で、実際、15歳までに人口の90％が免疫をもち、そのうち50～60％は発症することなく自然免疫を獲得しています。大人になってからおたふくかぜにかかると、少年の場合よりもかなりの確率で睾丸炎を生じますが、子どものときにかかった場合は、このような危険な問題がおこる可能性はずっと少ないのです。そのうえ子どもは、はしかと同様、おたふくかぜにかかることによって免疫系が強化され、重要な発達を経験するのです。

男の子のおたふくかぜが生殖不能に至るという話は、おたふくかぜの予防接種を子どもに実施するための論拠として頻繁に利用されていましたが、その確率はきわめて低いものであり、科学的にも実証されていません。最新の学説によれば、おたふくかぜによる睾丸炎は、男性の生殖不能を脅かすものではないということがわかっています。

おたふくかぜの予防接種を受けていても、その約1割の小児が罹患すると医学的にもいわれています。それでも、かかることのできた人は健康であり幸運です。かかれずに慢性化することのほうがはるかに問題だからです。しかし、予防接種を受けた場合は、かかることができたとしても完全にかかりきれない可能性が高くなります。

以下は、おたふくかぜの予防接種は受けていないにもかかわらず、ほかの予防接種を受けていたために免疫が低下して、おたふくかぜにかかり、実際はかかりきれていなかった症例です。

［症例1］女性・34歳（RAH―UK体験談より）

「5歳になる長男が、一昨年の7月におたふくかぜにかかり、相当な勢いで耳下腺がはれました。当時はまだホメオパシーを実践していなかったものの、薬の効果には疑問があり、通院なし、投薬なしで、自宅安静だけで回復させました。

そして、予防セミナーに参加した折に、「一度かかった病気もノゾーズを使って、かかりきらせることが大切」との話を聞き、試しにおたふくかぜのレメディー、パロティダイナムをとらせてみることにしました。あれだけはれたのだし、薬での抑圧もなかったのだから、きっと何も出ないだろうと高をくくっていました。

三晩とらせたのですが、その10日後くらいに突然耳たぶがはれ、水疱をつくり、中から透明な液が流れ出してきました。耳たぶがピンク色にはれていたので、エイピスを与えてみたところ、一晩ではれは落ち着きました。

さらに、その3日後、今度は左の頬が痛いと言い出し、1時間もたたないうちに口が開かなくなり、耳下腺がぷっくりはれてきました。出先だったので手持ちのレメディーが限られており、ポースティーラ、エイピス、ベラドーナなどで対応しました。痛くて泣き叫んでいたのですが、レメディーがヒットしたのか、抱っこされたまま眠ってしまいました。

その後帰宅し、ピロカーピンをリピートし、TS—33もあわせてとらせました。翌日は痛みで食事がとれませんでしたが、発熱もその日だけで、3日目からは耳下腺が多少はれているくらいで食欲も出て、幼稚園も3日休んだだけですみました。

今回いちばん驚いたのは、薬で抑圧しなくても、病気にかかりきるのは難しいのだということです。長男は、公費負担の予防接種は全て受けてしまっていることもあり、非自己（体の異物）を押し出す力が足りなかったのだろうと思いました。病気の抑圧の歴史を重ねてきてしまった現代人は、ホメオパシーの力を借りなければ病気にかかりきることすらできない状況になってしまっているのだな、と実感しました。

次男に関しては、一昨年も今回もおたふくかぜをもらうことはありませんでした。逆に、次男が水疱瘡にかかったときは、長男は感染しませんでした。

こうした状況をみると、病気の原因は菌やウイルスにあるのではなく、体内にある未浄化なものを排出させるために、菌やウイルスがはびこっていくという話がそのままにあらわれているように感じられます。

ホメオパシーに助けてもらいながら、息子たちの本来の姿を少しずつとり戻していけたらと思い、日々勉強、日々実践を重ねていっています」

［症例2］20歳、女性（RAH―UK体験談より）

「アトピー。17歳で耳下腺炎になり高熱が出て、薬で治療した。その後、鼻たけができ、常に鼻がつまっている。卵巣囊腫にもなったが、アトピーもひどい。耳鳴りと耳だれが常にある。耳の後ろにグリグリがある。調子が悪いとそのグリグリが大きくなる。常に口を大きく開け、あごを開きたいのだが、そのつどゴリゴリと耳の中で音がする。

パロティダイナムをとったあと、かぜをひいたようになり、鼻たけと目やにがひどかった。その後、鼻の通りがよくなり、耳の聞こえがよくなった。あごを開けるとき、コリッと音がするのが少なくなった。アトピーも足や腕にはまだいっぱいあるが、頭部のほうからよくなってきた」

おたふくかぜにかかったあとに耳の炎症を繰り返している子どもが多くいます。私の経験から、症状を薬で抑え、かかりきれないでいると、のちにこの子どもたちは耳だけでなく、結膜炎や粟粒腫、慢性中耳炎になっていきます。そして常に耳下腺炎になりっぱなしとなり、のちに難聴になったり耳が聴こえなくなったりします。

はしか、風疹、おたふくかぜが合わせられたMMRは、日本では1989年4月～1993年3月まで接種され、悪魔のコンビといわれるほど子どもたちに副作用を起こしました。現在は2006年4月から、MR（はしか・風疹混合）ワクチンを1歳と小学校就学前に計2回の接種を行うことになっています。おたふくかぜの予防接種は1歳以上で任意となっていますが、それでもMRの二種混合とおたふくかぜの予防接種を続けて打つことは避けるべきです。

糖尿病とおたふくかぜの予防接種の関連

マーガレット・タイラーは、おたふくかぜが膵臓に作用する点に注目しています。

「膵炎は腸の感染症、膿血症、敗血症、耳下腺炎などの感染症のあとに発症することが多い。興味深いことに膵臓と唾液腺のあいだには構造的類似がみられる。おたふくかぜは膵臓にも影響をおよぼし、ランゲルハンス島が影響を受けたことを示す糖尿病が、おたふくかぜのあとを引き継ぐことになる」

そして、おたふくかぜの予防接種と糖尿病との関連が強く疑われています。実際に、糖尿病がパロティダイナムのレメディーで治癒したケースがあり、パロティダイナムは耳下腺炎、膵炎、脳の炎症、睾丸炎などにも適しています。

おたふくかぜの病原体であるムンプスウイルスが、髄膜炎、脳膜炎、脳炎を引き起こすことがありますが、免疫を低下させるおたふくかぜの予防接種も当然ながら、髄膜炎、脳膜炎、脳炎を発症する危険性を高くさせます。

ポリオ——生ワクチン

急性灰白髄炎ともいい、かつては小児麻痺と呼んでいました。ポリオウイルスの感染によって脊髄神経の灰白質が侵される病気で、かぜをひいたような症状のあと、腕や足が麻痺します。

古くから知られた病気で、古代エジプトの遺跡にも記録が残っています。日本を含めた栄養状態・衛生状態のよい国では、いまどき感染するのはポリオの予防接種をした人くらい、といわれています。海外ではまだ流行している地域がありますが、これも予防接種との関連が疑われます。

症状としては、発熱、頭痛、倦怠感、嘔吐、首や背中のこわばり、筋痛などが起こります。軽症の場合は、このような夏かぜのような症状だけで治りますが、麻痺型のポリオでは、熱が下がるころに足や腕の力が入らなくなり、運動障害などの後遺症が出ます。重症の場合は横隔膜まで麻痺し、さらに呼吸障害を起こして死亡する危険性もあります。しかし、重症例はごくわずかで、症状が何もあらわれないケースがほとんどです。

予防ワクチンは経口投与で、定期接種の中に含まれています。生後3～90カ月に6週間以上の間隔をあけて2度接種しますが、18カ月までに接種するのが標準です。

ポリオの予防接種に使用しているワクチンには、「生ワクチン」「不活性化ワクチン」の2種類がありますが、現在、日本では「生ワクチン」が使われています。

生ワクチンは、その感染症が発症したときに近いしくみで免疫が獲得されますが、毒性を弱めているとはいえポリオウイルスは生きていますから、ポリオにかかったときと同じように手や足に麻痺があらわれることがあります。ワクチンをとったあと、腸の中でウイルスが増えていく過程で、病原性が復活する可能性があるわけです。通常は、病原性が復活しても明確な症状が出ることはありませんが、体の免疫機能が低下しているときは、毒性を弱めたウイルスでさえも麻痺を起こすことがあります。

結局のところ、ポリオウイルスが脊髄の一部に入り込み、手や足の麻痺が生じる原因はポリオウイルスにあるのではなく、ポリオワクチンに含まれるウイルスや化学物質、抗生物質による免疫の低下にあるわけです。とりわけ、腸に問題があるとさらに危険と思われます。これらの症状は、予防接種を受けたあと、多くは1週間〜1カ月半以内にあらわれます。

また、予防接種を受けた人に接触した人の中にも、ポリオと同じような麻痺などの症状があらわれることがあります。これは、ポリオの生ワクチンに含まれるウイルスが腸の中で増殖するうちに病原性を回復し、便を通じてウイルスが周囲の人に感染したことによるものです。予防接種を受けてから約1カ月ほど（最高6週間）はウイルスが便の中に排泄されていますので、おむつ交換のあとなどには十分に手を洗うなどして、ウイルスがほかの人の口に入らないように気をつけることが肝心です。彼らが感染源となり、ポリオが拡大する可能性があるからです。

しかし、予防接種を受けた子どもの両親が、この危険性について十分に教えられることはありません。英国でも、祖父がポリオワクチンを受けた孫のおしめを替えたあとにポリオにかかり、全身麻痺になり亡くなったという事件がありました。いちばんよいのは、ポリオの予防接種を廃止することでしょう。

米国のホメオパス、ロビン・マーフィーは、ＲＡＨの講義の中で「いまどきポリオを発症するのはポリオの予防接種をした人くらいで、自然なかたちで発症することはない」と述べています。つまり、唯一ポリオにかかる危険性は、ポリオの予防接種から発生しているのです。何もしなければ自然消滅していたであろうポリオを、現在に至るまで存続させているのは、ポリオワクチンにほかならないわけです。

１９９２年にオランダで数百人が小児麻痺を発症しました。犠牲者の92％から、自然に存在する野生のポリオウイルスとは異なる予防接種由来のポリオウイルスが発見されました。またドイツでは、１９７８年の野生のポリオウイルスによる発症例を最後に、予防接種由来のポリオウイルスによるポリオ発症例があるのみです。

予防接種が原因でポリオを発症する人がいる一方で、その何倍もの人が急性症状を出すことなく、一気にポリオが慢性化した状態となり、ポリオの慢性症状を呈していることが容易に想像されます。特に、ミエリン鞘がまだ十分発達していない乳児や生命力の弱い小児は危険です。しかし、それがポリオの慢性症状であると知られることはありません。ポリオと髄膜炎、脳炎の関係は深く、ポリオウイルスは精神や筋肉を侵し、背骨や脳を不全にし、小児麻痺の原因にもなります。そのほか、動作障害、空間認識障害、頭痛、アレルギーなどと関連していると考えられています。

［症　例］

ある子どもはすねが赤くはれ上がり、痛くて歩くこともできませんでした。薬を使いましたが全くよくならず、困り果てて、明日は病院に行こうと思っていた翌日、母親は病院に行くのをやめて、私の「ホメオパシー的予防セミナー」に来て、子どもにポリオのレメディーをとらせました。一日様子をみていたら、翌日にははれがひいて歩けるようになっていました。もちろん、ポリオワクチンをしている子どもでした。

インフルエンザ――不活性化ワクチン

インフルエンザウイルスへの感染によって起こる急性の感染症で、流行性感冒、略して「流感」ともいいます。多くの感染症が近代医学の発達によって征服されるなか、この病気は世界的な大流行を繰り返してきたため、「人類最後の疫病」ともいわれます。1918年から翌年にかけて発生したスペインかぜでは6億人が罹患し、死者は数千万人にのぼったといわれます。

しかし、このスペインかぜの大流行を医学史研究家が調査したところ、広範囲で実施された予防接種が原因である、という結論に到達しました。当時は第一次世界大戦のまっただ中でしたが、この戦争はすべての兵士が強制的に予防接種を受けた初めての戦争でもありました。『ボストン・ヘラルド』誌は「1カ月間に47人の兵士が予防接種のために亡くなり、そのため陸軍病院は戦闘で負傷した犠牲者ではなく、予防接種の犠牲者でいっぱいになってしまった」と報じています。

現代医療では、インフルエンザウイルスに有効な治療薬はなく、症状に合わせた対症療法が主となります（感染初期にウイルスの増殖を抑制する抗ウイルス剤、タミフルがありますが、さまざまな副作用の可能性が考えられるため、原則として10代には使用禁止とされました〈2007年3月20日〉)。

抗ウイルス薬というものは、人の細胞内でウイルスの遺伝子の複製を妨害する薬ですが、それだけを妨害するのではなく、人の遺伝子の複製をも妨害する可能性があり、そういう意味で毒性が強いものです。

また、高熱や頭痛には解熱鎮痛薬が用いられますが、それらを用いて症状を抑圧することで、特に、1歳台を中心に5歳未満の幼児で脳炎や脳症(いわゆる「インフルエンザ脳症」)を多く発症し、激しい嘔吐を起こし、意識不明に陥ることがあります。インフルエンザ脳症にはいくつかのタイプがあるとみられています。その1つと考えられるライ症候群※の場合には、インフルエンザや水痘ウイルスへの感染後に、多くのケースで非ステロイド系抗炎症鎮痛剤であるアスピリン(一般名/アセチルサリチル酸)を投与したことが、その発症に深くかかわっているとみられています。

※ライ症候群——ライ症候群とは、発熱、けいれん、意識障害を主訴として、肝機能障害を伴う急性脳症で、オーストラリアの病理学者ライらによる報告にちなんで命名された。死亡に至る多くのケースでは、アスピリン等の抗炎症鎮痛剤が使われていた。

日本でも1999年と2000年、厚生省(当時)の研究班が、非ステロイド系消炎剤のジクロフェナクナトリウム（商品名／ボルタレンなど）の投与者に、インフルエンザ感染後の脳炎・脳症による死亡率が高く、症状の重症化にかかわっている可能性があるという調査結果をまとめています。

これを受けて厚生省は、インフルエンザ脳炎・脳症患者への治療には、同剤を使わないよう医療機関などに指導することになりました。また、同じ非ステロイド系消炎剤のメフェナム酸（商品名／ポンタールなど）については、悪影響をおよぼすものと決定されたわけではないとして、調査を続けるとしました。

このことからもわかるように、インフルエンザ感染時にはくれぐれも解熱鎮痛剤を使わないよう気をつけなければなりません。インフルエンザに限らず、感染症において、熱を止めることは危険なことなのです。熱は必要なだけ出しきらせることが大切です（第2章の「熱を解熱剤で止めると危険」の項参照）。インフルエンザに感染する土壌をきれいにするために熱が出ているということを理解しなければなりません。そして、消化のよいおかゆや、スープなどをとって安静にすることです。

予防には流行の型に合ったワクチンを接種しますが、毎年、形を変えてしまうインフルエンザウイルスに合ったワクチンをつくることはほとんど不可能であり、科学的にもインフルエンザワクチンには予防効果がないといわれています。

もちろん、副作用はしっかりあります。たとえば、1993年まではインフルエンザの予防接種も法律で決められていた義務でしたが、当時、障害や死亡など、重篤な被害を受けた人だけでも推定千人以上になるといわれています。このような経緯があって、1994年にインフルエンザの予防接種は義務ではなくなりました。しかし現実は、いまでも国をあげてインフルエンザワクチンの接種を推奨しているのです。

インフルエンザの予防接種の通常の副作用には、高熱、筋肉痛、頭痛、めまい、意識混濁、筋肉運動協調がとれなくなる、耳鳴り、うつ、疲労感などがあります。

その他の副作用を以下に列挙します。

ギラン・バレー症候群。血圧の上昇または低下。両上腕の麻痺。両上腕のひどい痛み、右腕の感覚減退を伴う三角筋の萎縮（注射は左上腕)。嘔吐に続く麻痺症状。膀胱の麻痺に続く四肢の麻痺症状。めまい(右側に倒れる傾向)。めまい(眼振を伴う——立っていることも、座っていることもできない)。眼球突出。網膜の浮腫。視野の縮小またはかすみ。複視。眼筋の麻痺。耳鳴りまたは難聴。腕神経叢神経障害。上腕の震え。指とつま先の不随。一時的に手が鉛色に変色する。指先の感覚異常、気管支肺炎が引き続き起こる。三叉神経の神経障害。失語症。肋間神経痛。便失禁。性的不能。右側の座骨神経痛。運動失調(右側がひどい)。傾眠。

失見当識（場所がわからない）。頻繁に起こる意識消失。思考困難。自発性の喪失。混乱と幻覚。抑うつ傾向、悲嘆（David L.Hoffmann, International Vaccination Newsletter, 1996）。

結核――生ワクチン

日本では1950年まで死因の首位を占めていましたが、抗生物質の使用によって激減したといわれています。しかし、激減したのは抗生物質によるというのは事実ではありません。現在でも患者の数は多く、世界では年間300万人の死者を出しています。

菌を抑え込んだ場合は、体の免疫力が下がったときに発症します。そのため、感染後10年以上たってから発症することもあるのです。

発症したときの状態は、咳、痰、微熱、体の倦怠感など、かぜにそっくりですが、これらの症状が長く続くのが特徴です。病状が進むと、痰に血が混じる血痰、さらに血を吐く喀血が起こることがあります。

主要な検査はツベルクリン反応と胸部X線写真で、ほかに痰を採取して検査する喀痰検査などがあります。ツベルクリン反応は、結核菌の培養濾液から得たツベルクリンを皮膚に注射し、48時間後に反応をみる検査です。反応は陽性・疑陽性・陰性に分かれ、陰性の場合は結核に対する抵抗力をつけるため、BCG接種を受けることがあります。

BCGの予防接種に関しては各自治体ごとに集団接種を行っており、生後3カ月から接種が始まります。予防接種をすることで、逆に病気が流行する例がたくさんあり（第4章の「予防接種すると予防できるという嘘」参照）、現在流行している結核も、ＢＣＧによって引き起こされている可能性が疑われます。

私のクライアントの中にもこんな人がいました。

「子どものころは、なかなかツベルクリン反応が陽性にならず、何度もＢＣＧ注射をして、中学生になってやっと陽性になった。いま35歳になり、結核といわれ驚いている」

また最近、４歳の子どもがＢＣＧの予防接種を受けたあと、すぐ父親が肺結核にかかって結核病棟に入院したという例もあり、因果関係が疑われます。

日本脳炎——不活性化ワクチン

「日本脳炎ウイルスをもった蚊に刺されることで感染する、悪性のウイルス性脳炎の一種」といわれていますが、本当かどうかは疑わしいものです。トレバー・ガンは次のようにいいます。

「日本脳炎は、原因ウイルスを媒介する蚊に刺されることから伝染すると推定されていますが、日本脳炎がウイルスによって起るという、この理論を支持するしっかりとしたデータはなく、ウイルス感染説を支持するような電子顕微鏡写真もありません。それは、その病理に伴うほかの関連物質による中毒によって起るようです。どんな場合でも、ほとんどの感染は不顕性で、したがって、侵襲性の成り行きは、感染した人々の少数における、その宿主の弱められた免疫機能しだいです。そのような、免疫力が損なわれた個々人に対して、ワクチンが免疫機能を増加させるという証拠はありませんが、それらが、免疫機能を減少させるということを示す証拠は多くあります」(『由井寅子の予防接種と医原病入門』ホメオパシー出版刊)

日本や韓国では予防接種で日本脳炎が激減したといわれていますが、これは事実ではありません。ほかの感染症と同様、日本脳炎の予防接種が導入される以前からすでに減少していたというのが本当です。

ほとんどの場合、感染しても症状が出ず、免疫ができて治ります。ただし、脳炎を発病したときの死亡率は高く、治っても半数くらいの人に後遺症が残ります。

潜伏期間は6～16日。突然、38℃くらいの熱を出し、頭痛、悪寒、嘔吐、めまいなど、夏かぜのような症状が出ます。小児の場合、腹痛や下痢を伴うこともあります。熱はどんどん上昇して40℃前後になり、それとともに、光に対する過敏反応、意識の混濁、顔や手足のけいれん、異常運動などの神経系障害があらわれます。

病気のピークは発病後4、5日で、重症患者の20～40％が死亡します。特に幼児や老人の死亡率は高くなります。この段階を過ぎると、次第に熱が下がり回復に向かいます。しかし、脳炎によって一度破壊された脳細胞は修復しにくく、多くの人に精神障害や手足の麻痺などの後遺症が残ります。

予防として日本脳炎ワクチンの接種が行われてきましたが、現在では、重症の急性散在性脳脊髄膜炎（ＡＤＥＭ）との因果関係が確認されており、厚生労働省健康局結核感染症課では、２００６年5月30日付で「日本脳炎ワクチン接種の積極的勧奨の差し控え」に関する声明を発表しています。

「日本脳炎は始めから高い熱が出ることがあり、頭痛と無気力、嘔吐を繰り返します。髄膜炎になることもあるし、脳炎になることもあります。けいれんと意識障害になることが多く、脳がはれます。これにはエイピスです。脳炎はとても激しいものなので、発症したときは応急対応しているホメオパスに相談してください。そしてみなさんは、最初に脳炎だと思ったら脳のはれに合うエイピスをとってください。はれてパンパンになるとけいれんが起るからです。脳炎だということは、病人が痛みから金切り声を上げるのでわかるはずです。それは脳圧が高まっている証拠です。そして熱が上がってくると思うので、まずはアコナイトとベラドーナをとります。それで寒がって無気力になっているときにはジェルセミュームがいいです。症状がとてもひどくてボーッとなり、呼びかけても答えないときはヘラボラスニガーが合います。けいれんや引きつりがあった場合は、キュープロムが合います。そして、熱が下がっても最後にもう一回念のためにエイピスを与えておくことです」(『ホメオパシーガイドブック⑥ホメオパシー的予防』ホメオパシー出版刊)

ホメオパシーは将来の予防医学の中核

２００６年９月14日に、沖縄県で行われた第47回日本人間ドック学会学術大会・第１回国際人間ドック会議にて、私は「ホメオパシー的予防」という講演を行いました。そのときの抄録をここでご紹介します。

「21世紀の医学・ホメオパシー医学概論——真の予防医学とホメオパシー」
演者／由井寅子（日本ホメオパシー医学協会会長）
座長／ウィリアム・ネルソン＊（医学博士、クォンタムゼイロイド・ＳＣＩＯ開発者）
「病院での検査は、早期発見のためにもとても大切なことである。しかし、各人が病気とは何かを理解し、自分の健康に責任をもつことは、それよりももっと大切なことである。
病気とは生命力の滞りのことをいう。自然ではない食生活、環境、考え、治療が生命力を滞らせる原因であり、日々、自然であるとは何か、自然に生きるとは何かを自分に問いかけ、実践することが大切である。なかでも、私たちの心が自然であることが根本であり、本当の病気予防は、私たちの心と体のこだわりを解放することによって達成されるのであり、その学問が本当の予防医学であると考える。

心や体のこだわりと共鳴する同種のレメディーが自分を映し出す鏡となり、不自然な自己の気づきを与えてくれると同時に自己治癒力が発動し、心身のこだわりの解放を達成するホメオパシーは、将来の予防医学の中核を担うことは間違いない。そして病気治療においても、それは同様である。生命力が滞って病気がつくられるように、滞りを解放し、本来の自分へと連れ戻してくれるものも生命力（＝自己治癒力）でしかない。こだわりが解放され、本来の自己治癒力を取り戻すことで、体に溜まった不自然なものの排泄が始まるのである。

鼻水も、熱も、発疹も、目やにも、自己治癒力が働いて排泄している姿であるという自然の摂理が理解されなければならない。アトピー性皮膚炎の患者がステロイドから離脱するとき、皮膚から膿、出血、漿液の老廃物が出る。そしてコルチゾンや亜鉛軟膏などのかすが出て、腐敗したところに溶連菌、緑膿菌、白癬菌などがはびこり、それらが自然と外へあふれ出るのである。ホメオパシーはこの自然の摂理をあと押しし、排泄を促進させる。不自然な治療によって不自然になった生命力ならば、不自然な治療を同種の鏡として用いなければならない。

ホメオパシー医学の基本原理を概説し、アンケート結果にみる予防医学の可能性と、ホメオパシーの啓蒙を始めて10年目となる日本の現状について説明する」

＊ウイリアム・ネルソン博士――1951年、米国オハイオ州生まれ。18歳のときにNASA（米国航空宇宙局）のアポロプロジェクトに参加し、アポロ13号が地球に帰還する際に、軌道修正を行うためのナビゲーションシステムの計算を正確にやってのけたという輝かしい功績を残している。その後、優秀な科学者として将来を期待されながらも、武器づくりなどの軍事プロジェクトに参加することを拒み、心理学の分野に進む。ヤングスタン州立大学でカウンセリングのマスターを修得したあと、米国内の5つの大学で、医学・数学・心理学・量子力学・海洋学・国際法を修得し、現在はハンガリーでホメオパシーのクリニックを開業している。

世界最先端のホメオパシー版エネルギー測定修正器「クォンタムゼイロイドースキオ（QX―SCIO）」開発者。著者のホメオパシーカレッジ大学院時代の恩師でもある。

抄録で述べられているように、病気の原因は外にあるのではなく自分自身の中にあるものですから、本当の病気予防とは、体毒を排泄し浄化するとともに、心と体のこだわりの解放によって達成されるのです。それは小児病の予防においても同様です。

しかし、第一章に書いたように、小児病は親から受け継いだ毒素を排出したり、マヤズムの負荷を減らしたり、生来的な心理的こだわりを解放したり、免疫を獲得するための学習のためにかかるという意味合いもあり、必ずしも予防できればよいというわけでもない部分があります。

その点、ホメオパシー的予防は、病原体を希釈・振盪したレメディーを用いるため、エネルギーレベルにおいて学習させることができ、実際の病原体に感染することなく、ほかの類似の病原微生物に対する免疫も獲得することが可能です。また、病原体に感染する生命力の滞り（心と体のこだわり）があったとしても、その病原体からつくられたレメディーをとることで、生命力の滞りを解放することができます。もちろん、体毒や老廃物が蓄積しているために病原体に感染するとしたら、その病原体からつくられたレメディーをとることで、排泄（好転反応）が生じます。結局のところ、体毒や老廃物があるならば、何らかのかたちで排泄されなければならないのです。

ですから、ホメオパシー的予防を行ったとしても、排泄の必要がある場合は、どうしても症状が出ます。また、どうしてもかかる必要がある場合はやはり感染し、発症します。しかし、事前にホメオパシーでマヤズムの負荷を減らしたり、病原体と共鳴する心と体のこだわりを解放することによって、かかったとしても軽くすませることができるのです。そして、かかったときはホメオパシーが大きな助けとなります。

小児病の病原体を含む病気組織からつくられたノゾーズ＊は、予防接種以上に予防効果を発揮することが、多くのホメオパスたちの臨床報告から証明されています。予防する必要がある場合には、ノゾーズを用いたレメディーを使うことができるのです。ホメオパシーのレメディーは予防接種と違って、全く安全に予防することができます。病弱な者に原物質を用いた毒薬が危険であるように、原病原体を用いた予防接種は危険なものです。まして有機水銀などの有害物質を含むワクチンは、よりいっそう危険なものとなります。

安全な治療・安全な予防は、原物質や原病原体、病原組織をポーテンタイズ（希釈・振盪）したレメディーを用いることで達成されます。だからこそ、ホメオパシーは間違いなく将来の予防医学の中核を担うであろうといえるのです。そして、それは病気治療においても同様なのです。すなわち、同種の法則と超微量の法則は、病気治療に適応されるだけでなく、予防にも適応される原則なのです。

＊ノゾーズ――Nosodes（ノゾーズ）〈単数形Nosode（ノゾード）〉という言葉は、ギリシャ語のnosos（ノソス／病気）に由来し、人間、動物、植物の病原体を含む組織からつくられたレメディーをあらわす。

第8章

ホメオパシー的予防

ホメオパシー的予防法の歴史

ホメオパシーの祖・ハーネマンは、猩紅熱に対して一般的にベラドーナが熱を下げることを、またベラドーナが猩紅熱の最良の予防レメディーになることを発見しました。発見に至った経緯は次のとおりです。

ある家族が非常に重い猩紅熱にかかりましたが、娘の1人だけが猩紅熱にかかりませんでした。その娘は家族が猩紅熱にかかる前に、別の理由でベラドーナをとっていたのです。この出来事が、ハーネマンの抱いていたホメオパシーによる予防というアイデアを確信に導きました。彼は、すでに3人が猩紅熱にかかっている家族で、まだ猩紅熱を発症していない5人の子どもたちにベラドーナを与える実験をしています。

「私は躊躇なく、あの大家族の5人の子どもたちにこのすばらしい神のレメディーをごく少量投与した」

この実験は成功し、子どもたち5人全員が猩紅熱にかからずにすみ、ハーネマンのアイデアは証明されました。こうしてハーネマンは、猩紅熱、コレラ、チフスというある特定の病気の特徴に対して、最同種のレメディーがその病気を予防しうることを発見しました。

その後、多くのホメオパスがこの発見を洗練させ応用しようとしましたが、ある特定の病気に対する主要レメディーが、無条件に予防できるものではないことがわかりました。結局のところ、予防のレメディーというものは、病名に対して適用されるのではなく、ホメオパシーによる病気治療と同様に個別化されるもので、それぞれの人が病原体に感染してしまう素因に対する最同種のレメディーを選ぶことが、最大の予防レメディーとなるわけです。

もっとも、流行病は特定の病原体による感染症であり、不特定多数の人が共通にかかる病気です。それは裏を返すと、特定の病原体が感染する共通の素因というものが考えられ、そこから共通の対応レメディーというものが浮かび上がってきます。そして、それがノゾーズとなります。したがって、ノゾーズを使えば個別化することなく、誰にでも確実にホメオパシー的予防を実現することができるのです。

ハーネマンの時代は、ノゾーズではなく同種のレメディーで対応していたために、個別化する必要を説いていたのです。

病気予防にノゾーズを用いるというアイデアは、すでに1829年にフースによって実践されていて、以来、多くのホメオパスによって実践されてきた歴史がありますが、残念ながら今日まで、この有益な経験的遺産が無視されています。

そして、1836年に、ホメオパシー的予防法を実現する目的で、天然痘組織からつくられた天然痘ノゾーズレメディー、バリオライナムと、牛痘組織からつくられた牛痘ノゾーズレメディー、バクチナイナムが誕生しました。バーネットは、このバリオライナムを用いて天然痘のホメオパシー的予防を実現したのです。

ホメオパシー的予防法の実績

以下は、バーネットの『ワクチノーシス』からの引用です。

「スーヤは多くホメオパス開業医の間で用いられ、効果があるといわれている。私が聞いたところでは、ロンドンの著名なデイヴィッド・ウィルソン医師は、天然痘の予防手段として昔から高度に希釈・振盪されたスーヤを用いているそうである。私自身はここ9年間、天然痘には30Cのバクチナイナムを与えてきたが、痘瘡になる人は一人もいなかった。マソット医師はジフテリアが流行したとき、ジフテリアの分泌物を接種し、成功した。時代は同種の法則に従った体系的な病気予防、しかも高度に希釈・振盪されたレメディーを求めているように私には思える。高度に希釈・振盪された、または非常に小さい値が不可欠なのは明らかである。さもなければ同種予防法的悪化により、あらゆる深刻な損害を与えることとなる。……（中略）……同種予防法的予防接種（ホメオパシー的予防接種）について最後に申し上げたいことは、ワクチンはホメオパシーのレメディーとして調合すべきであり、同種予防法として高度に希釈・振盪され経口によって摂取するべきである。私自身も天然痘の治療をしていたときは、予防接種を再摂取するのではなくウイルスを希釈したものを用いた。私の家族や知人にも同じような処方をした。誰一人、天然痘にはならなかった」

ノゾーズレメディーに関しては、近年では、アイザック・ゴールドバーグ（オーストラリア）とリチャード・ヒルトナー医師（米国）による調査が有名です。彼らは、合計約１５００人の子どもたちにノゾーズを用いた研究を行いました。

ヒルトナー医師は、カリフォルニア州ホメオパシー医学会の年次大会で行われた講演において、次のように報告しました。

彼は40年間にわたり、１８４人の子どもたちを2カ月〜12年間観察・研究しました。彼は子どもたち（その約40％が予防接種を受けていました）に２００Ｃのポリオ、ＤＰＴ、ＭＭＲのノゾーズレメディーを与えました。その子どもたちは誰も、ノゾーズによる予防を行った病気にはかかりませんでした。

さらにゴールドバーグは、彼の著作『予防接種、リスクと別の代替方法の検討』の中で、ジフテリア、百日咳、破傷風、ポリオ、はしか、おたふくかぜ、風疹、Ｈｉｂの各病気に対する予防の研究を発表しました。１９８８年以来、彼は合計１３０５人の子どもたちに適切なノゾーズを与えました（そのうちの20〜30％の子どもたちには従来どおりの方法で予防接種が行われました）。成功率は89〜98％でした。この11％の誤差は、何人かの子どもたちがすでに病気にさらされていたことによって生じたものです。また、軽い副作用が、アロパシー的に予防接種された子どもたちの63％にあらわれました。一方、ノゾーズのほうは、10％

の子どもたちに好転反応があらわれただけでした。それは、予防接種を受けたことによる反応ではないかと思われます。

1907年に、C・W・イートン医師は、米国ホメオパシー協会でバリオライナムについての講演を行いました。2806名がバリオライナムの30Cをとり、その後547名が天然痘患者と接触しましたが、天然痘にかかったのはそのうちの14名だけでした。この場合のバリオライナム30Cの有効率は97・5%となります。

アメリカのホメオパス、アレンは、25年間にわたってジフテリアの予防としてディプシライナムを利用しました。彼がディプシライナムを用いてからは、ジフテリアを発症する例はありませんでした。

前出のシェファード女史は、人道的な観点から支持できないアロパシー的な予防接種と、レメディーによるホメオパシー的な予防を対比しています。彼女は、低いポーテンシーの使用は病気を再生させるだけであるから気をつけるようにと警告しています。他方、高いポーテンシーは、合間を十分にとれば免疫をもたらすとし、ディプシライナム200Cを使用していましたが、ジフテリアの予防に失敗したことはありませんでした。また、当然ですが、アロパシーの予防接種で知られているどんな副作用も起こりませんでした。

現在、ファカルティー・オブ・ホメオパシー獣医学部長、英国ホメオパシー獣医師会名誉幹事、英国ホメオパシー医学協会名誉会員であり、国際獣医ホメオパシー協会初代会長を10年間務めたクリストファー・デイ獣医師は言います。

「私はケンネルコッフに関する臨床研究を行いましたが、きわめて肯定的な結果を得ました。また農場で行なった臨床試験でも肯定的な結果を得ています。これらはいずれも有効性を100％証明する決定的な証拠ではありません。しかし、通常のワクチンに代えて、この方法のみを使用している家庭が何千とあり、獣医師ホメオパスによって処方計画が的確に実施された場合は、処方された動物に病気が発生した記録はありません」（『ペットオーナーのためのホメオパシー』クリストファー・デイ著、ホメオパシー出版刊）

ホメオパシー的予防は架空の空論ではなく、臨床に裏打ちされた実績ある予防法なのです。

ノゾーズレメディーで真の予防が達成できる

このように、実績のあるホメオパシー的予防法ですが、「物質の入っていないレメディーを用いたホメオパシー的予防などというものはありえない」と、一部の医師、科学者をはじめとする知識人はいいます。実際は、予防接種以上によく予防することが知られているにもかかわらず、彼らがそれを認めることはありません。これは、理性と知性をもつ人間のとる態度とは無縁なものです。なぜなら、彼らの反論は事実を無視した感情的なものだからです。適切に選択されたレメディーには病気の予防効果がありますし、病気の原因と考えられている病原体を含む組織からつくられたノゾーズレメディーは、その病気の予防効果があります。これは、多くの経験からいえる事実です。事実を覆すことはできません。覆すことができるのは、私たちがもっている不完全な理論のほうです。

ノゾーズを用いた具体的なホメオパシー的予防法については、拙著『ホメオパシーガイドブック⑥ホメオパシー的予防』をお読みください。

バーネットはいいます。

「コッホによるツベルクリンの実験について、私は『肺病の新しい治療法』でも取り上げたが、ここでも一筆、書き加えたいと思う。彼が研究を開始した当初から私自身がバシライナムを用いた経験上、コッホは正しい道をたどりつつも最後には大失敗に終わると私は確信していたが、実際そうなった。私は彼が乱用するだろうといい、彼は実際に乱用してしまい、そして彼の弟子も大量に使用し、その結果、すべての信頼をなくしてしまった。

コッホものちにこの見解に至り、再び新しい軽度のツベルクリンの開発に成功、調合自体は手に入れた。だが実際の処方時では同じ結果となった。軽度の調合でもまだ強力すぎたため悪化し、ほかと同様死に至り失敗だった。

よってコッホ主義は終わった。立ち直りようがない大失敗に終わったのである。それもすべてハーネマンの調剤（レメディー）を受け入れることができなかったからである。

しかし、コッホのツベルクリンは偉大なホメオパシーのレメディー、バシライナムとなり、その偉大さは不変である。ああ、なんという皮肉だろう。正統派の学術による最高の研究はすべてどのような結果に至るというのか？

それは最終的にホメオパシーの大功績を確保することとなるのである。

偉大な物事は、思い立っただけでも十分である」（『ワクチノーシス』J・コンプトン・バーネット著、ホメオパシー出版刊）

ツベルクリンは、バーネットによってバシライナムというレメディーですでに大成功を成し遂げていたのです。にもかかわらず、ハーネマンの調剤（レメディー）を受け入れることができず、ホメオパシー的予防を受け入れることができなかったために、ＢＣＧという無意味で危険なワクチンが現在もつくられ、使われることになってしまっています。いま私は、ホメオパシー的予防を大々的に日本で復活させるべく活動しています。

皮肉ということで言えば、現代医学によってもたらされる医原病が蔓延すればするほど、その薬剤を希釈・振盪してつくられたレメディーによる排毒作用によって、ホメオパシーの大功績を確保することは間違いなく、これこそが「正真正銘の皮肉」です。

私は薬剤プルービングのデータを収集しています。なぜなら、それが現代における最同種のレメディーとなると確信しているからです。間もなく現代医学は、自ら生み出した薬剤からつくられた薬剤レメディーで、医原病が治癒される事実によって、ひっくり返るときがきます。これぞまさしくホメオパシー（同種療法）です。己の間違いに気づき、病気は消失し、健康が取り戻されるのです。

バーネットは言います。

「先を予測するという大胆な発言をすれば、予防接種を受けていない彼らの子孫の死亡率は低いだろう。膿状体質を受け継いだ者だけが死亡するだろう。そして、ホメオパシーによる治療を受ける、または同種予防法的に予防することによって、多くが助かることだろう」

これは百年前に書かれた本ですが、なんという先見の明でしょう！　予防接種を受けていない子孫の死亡率は低く、予防接種を受けた子孫の死亡率は高くなるのです。予防接種を受けると膿状体質をつくり、それは受け継がれマヤズム化していくのです！　これは全くの真実です。

ホメオパシーによる治療を受ける、または同種予防法的に予防することによって、多くの人が助かるのです！　これこそ、まさに私がいま日本でやっていることです。

ノストラダムスは予防接種神話の崩壊を予言していた!?

最後に風評において「トンデモ論」にふさわしく、世紀末に一世を風靡したノストラダムスの予言詩をとりあげたいと思います。

『何世紀ものあいだ埋もれて、失われていたことが発見される。
パスツールは現人神（あらひとがみ）かと誉め讃えられる。
月が大いなる周期を完了するとき、
彼は他の噂によって名誉を失うだろう』（『予言集』第一巻二十五番）

＊この詩を意図的に誤訳している本もあります。

この予言詩についてノストラダムスの霊は次のように解説しています。

「パスツールが発見した薬理学上の秘密は、以前は知られていたが暗黒時代のあいだ失われていたものの再発見にすぎない。彼の治療法のあるものは、のちにもっと有効な処方にとってかわられ、最上の方法ではなかったことが知られるようになる」（『ノストラダムス霊界大予言』ドロレス・キャノン著、南山宏訳、二見書房、１９９４）

予防接種の概念は、もともとバーネットが言うように、一種の同種予防法のことでした。したがって、何世紀ものあいだ埋もれて失われていたこととは、同種予防法のことであったと推測されます。ワクチンはジェンナーが発明したことになっていますが、現代の予防接種法の基礎を作り、ワクチンを発明し命名したのはパスツールです。パスツールは、1884年、「狂犬病の犬に噛まれた犬に、狂犬病ウイルスを血管に注入した場合、発病を抑えることができた」という発表を行い、その後人体に応用しました。そして、1885年10月26日、フランス科学アカデミーで狂犬病ワクチンの完成に関する有名な論文を発表し、パスツールの名前は世界中に知れわたることになります。現人神と誉め讃えられたのは、「パスツール」というよりも「ワクチン」と解釈した方がよいかもしれません。

そして、月の周期が完了する1889年以前にバーネットは、『ワクチノーシス』を発表し、パスツールの予防法に異議を唱えると同時に、ホメオパシー的予防法を提唱しています。『ワクチノーシス』の発表によって、パスツールの名誉は傷つけられたかもしれませんが、名誉を失うことはありませんでした。バーネットは言います。

「ホメオパシー的予防接種について最後に申し上げたいことは、ワクチンはホメオパシーのレメディーとして調合すべきであり、同種予防法として高度に希釈・振盪され経口によって摂取すべきである。パスツールの希釈はさまざまな動物に感染させるというただならぬ過程を用いている。希釈するだけなら通常の水薬ビンで十分である。私自身も天然痘の治療をしていたときは、予防接種を再接種するのではなくウイルスを希釈したものを用いた。私の家族や知人にも同じような処方をした。誰一人、天然痘にはかからなかった」

本来、バーネットによってパスツールならびにワクチンは名誉を失うはずだったのかもしれませんが、実際はそうなりませんでした。バーネットが嘆くように、ひとえに当時の医師がハーネマンの調剤（レメディー）を受け入れることができなかったためです。

もしこの予言詩がバーネットのパスツール批判とホメオパシー的予防法の推奨のことを言っているのでないとしたら、月が大いなる周期を完了するときとは、1889年ではなく、別のときであると言えます。それはもしかしたら、近未来かもしれません。なぜなら、今、予防接種神話の崩壊の兆しとホメオパシー的予防法の復活の兆しが見えるからです。もしそうであれば、まもなくパスツールの予防法が本質から外れた危険なものであることが広く一般に理解され、神のごとく讃えられていたワクチンの名誉は地に落ちることになるでしょう。

ちなみに、ノストラダムスは、別の詩編で「偉大なパスツールが人類を死に至らしめる」と予言しています。すなわち、パスツール＝ワクチンなのです。

付録1　ワクチン被害者団体紹介

■ワクチントーク全国　東京事務局　電話／03－3777－1946

■予防接種情報センター京都　電話／0774－21－4533

■全国薬害被害者団体連絡協議会〈事務局〉電話／075－256－2410

■MMR被害児を救援する会　電話／06－6858－2597

付録2　寅子先生突撃インタビュー：２０１１年2月4日

学生：簡単に言うと、免疫ってなんでしょうか?

寅子先生：簡単に言うと、免疫というのは、自分ではないもの（細菌やウイルスや花粉などの異物）が体の中に入ってきたとき、「あっちへ行け！」と追い出して体を守る働きのことです。

学生：よく免疫を獲得した証拠として抗体が作られると言われていますが、そこら辺はどうなのですか?

寅子先生：ひと口に抗体と言いますが、実際は5種類の抗体があって、それぞれ役割が違っているのです。５種類というのは、IgM（アイジーエム）、IgA（アイジーエー）、IgG（アイジージー）、IgD（アイジーディー）、IgE（アイジーイー）です。

この中で本当の意味で免疫を獲得した証拠になる抗体というのは、IgA 抗体だけじゃないかと思います。IgA 抗体は気道や腸管などの粘膜にあり、異物を捕らえ体内へ侵入するのを防ぐ働きをします。異物がどこから体に入るかといったら、普通は粘膜ですから、IgA 抗体は免疫機構の最前線で機能しているわけです。

赤ちゃんはまだ免疫が十分発達していないので、お母さんの母乳からIgA抗体を受け取ります。母乳にはきちんと必要な病原体に対するIgA抗体が含まれているんですよ。

学生：では免疫＝IgA抗体と考えてよいのですか？

寅子先生：IgA抗体は免疫の一部です。通常は、免疫細胞と言われているキラーT細胞、NK細胞、マクロファージ、好中球などが主役で、それらで異物への対処ができていれば抗体は必要ではないのです。そのほかに腸内細菌なども免疫の大きな部分を担っています。だから腸内細菌のバランスを崩す抗生物質を安易にとることには疑問を感じています。

学生：異物が粘膜の防御をかいくぐって体内に侵入したときは、どうなるのですか？

寅子先生：まずはキラーT細胞、NK細胞、マクロファージ、好中球などがそれらを排除しようとします。ただし、ウイルスなどが体内に侵入し爆発的に増殖したり、毒素をもつ細菌が体内で増殖するような状態になると、それらでは追いつかないので、まずはIgM抗体という、抗体（IgG抗体）を大量生産するための金型のような抗体が作られ、次にIgG抗体が大量に作られ、とりあえずウイルスや毒素を無毒化するようにします。でもこれは、異物に目印をつけるだけで、体から排泄されるかどうかはまた別問題なのです。健康であれば、速やかにウイルスや毒素が排出されて血中の抗体価も減っていきます。IgM抗体やIgG抗体が血中にたくさんあるということは、それだけ異物がたくさんあるということを意味しますから本当はよくないことなのです。

学生：抗体があるのはよいことだと思っていましたが…。

寅子先生：実は予防接種はこの IgM 抗体と IgG 抗体を何十年もの長期間、血中に存在し続けるように開発されるのです。

学生：えっ、どうしてですか？　IgM 抗体と IgG 抗体が血中に存在するということは、異物があり続けるということでよくないことなんですよね？

寅子先生：たとえば、はしかのワクチンを打つと、はしかウイルスの IgM 抗体と IgG 抗体が何十年も血中に存続するわけです。そうすると実際にはしかウイルスが体内に侵入してきたとしても、すでに抗体があるのですぐにはしかウイルスに抗体がくっついて不活性化され、はしかウイルスが爆発的に増殖するということはないから、はしかが発症することはなくなるのです。つまりはしかの予防になるわけです。

学生：ふーん。なんだか予防接種って、いいのか悪いのかよくわかりませんね。

寅子先生：そうなんですよ。はしかウイルスの IgM 抗体と IgG 抗体が血中に何十年も存在するということは、ワクチンに含まれるはしかウイルスもずっと血中に存在しているということなのです。

学生：それって予防って言っているけど、はしかにかかっているようなものじゃないですか？

寅子先生：そうなのです。だから私は予防接種っていうのは、一気に慢性状態をつくることで急性症状が出ないようにしているだけじゃないのかって言っているわけです。で、わざわざ健康を犠牲にして達成される予防であればナンセンスだって言うと、インターネットで由井寅子は予防接種に反対してけしからん！とバリバリ書かれるわけですよ。でも私は別に予防接種に反対していないのですよ。情報提供しているだけなのです。あとは皆さんが一人ひとり情報収集して自分で調べ、考え、最後は自分の責任においてどうするか判断するしかないのです。それに私は製薬会社がワクチンをつくることにも反対していません。製薬会社にはワクチンをつくるつくらないを選択する自由がありますし、そこに口出しするつもりは全くありません。それにワクチンが存在する以上、何らかの役割があると思っているからです。

学生：予防接種にもよいところがあるということですか？

寅子先生：教訓的な観点からですが、まあ、そういうことですね。ただし限られた紙面で説明しても誤解される恐れがありますので、『ホメオパシー子育て日記』のまえがきを読んでいただければと思います。なお、日本ホメオパシー医学協会のホームページにホメオパシー新聞という新聞が不定期で発行されていますが、そこに全文掲載されていますので読んでいただければと思います。またそれ以外でも本当にはしかの急性症状を発症したら死んでしまうような状態の人がいたら、慢性状態にしてしまうというのは、ある意味で正しい選択かもしれません。ですから１００％予防接種はダメとは思っていません。

学生：でも血中に異物がある状態というのは、免疫が低下している状態ですよね？

寅子先生：はい、そのとおりです。実際ワクチンが免疫を低下させるという証拠は山ほどあります。一方、免疫を向上させる証拠は皆無です。そういう意味で、予防接種というのは免疫を低下させ、異物を血中にとどめて抗体を維持させることで達成される予防方法なのです。

学生：では、本物のはしかにかかった人は、血中にはしかウイルスはいないから抗体もなく、抗体価が低いのですか？

寅子先生：最初に言いましたが、抗体には5種類あって、どの抗体価を調べるかによるのです。本物のはしかにかかって薬で抑圧せずにかかりきった人であれば、血中のIgM抗体価とIgG抗体価は低いはずです。血中にもはやはしかウイルスは存在しないからです。逆に、はしかの予防接種をした人であれば、血中のIgMとIgG抗体価が高いはずです。そして抗体価が高いので免疫がついたと思っているのです。

学生：本物のはしかにかかった人も抗体価が高いと聞いたことがあるんですが…。

寅子先生：それはおそらくIgA抗体価を測定しているのだと思います。最初に5種類の抗体の中で本当の意味で免疫を獲得した証拠になる抗体というのは、IgA抗体だけじゃないかと言いましたね。本物のはしかにかかった人というのはIgA抗体価は高いのです。

学生：IgE抗体についてはどうですか？　よくアレルギーとの関連で耳にする抗体ですが？

寅子先生：異物が体内に多ければ多いほど、血中のIgM抗体やIgG抗体が多いという話をしましたが、血中のIgM抗体やIgG抗体が多いということは、それだけ異物が体内に多いということで、これ以上、それと同じ異物を体内に入れないぞとばかりに、体も抗体を作って粘膜や皮膚での見張りを強化します。この粘膜や皮膚での見張りをするのがIgE抗体です。ですからIgE抗体が存在するということは、その抗体と結合する異物が体内にある場合です。IgAも粘膜に存在して見張っていると言いましたが、こちらは体内にその異物がない解決ずみの場合の抗体です。簡単に言うと、未解決の場合はIgE、解決ずみの場合はIgAが粘膜で見張っているということです。

例えば卵を食べても、それは危険な「異物」ではないのですから、健康な人には何も起こりません。しかし卵の未分解の蛋白質が血中にあると話は別です。血中に未分解の卵の蛋白質があってはいけないのです。アミノ酸にまで分解されてはじめて血中に入ってよいのです。もし血中に卵の未分解の蛋白質、あるいは卵の未分解の蛋白質と同じ部分がある蛋白質があると、その卵の未分解の蛋白質と結合するIgE抗体が作られ、気管や腸管の粘膜や皮膚の結合組織で見張っているわけです。そして卵を食べると卵の蛋白質と粘膜にあるIgE抗体が結合し、これ以上その異物を入れてはならないとばかり、一斉に肥満細胞からヒスタミンなどを放出し炎症を引き起こしてしまうのです。これがアレルギーと言われているものの実態です。

だからアレルギーの人は、もともと体内にあってはいけないものが体内にあって排泄できない状態にあるのです。そうするとIgE抗体ができて、異物をキャッチできるように見張っているのですね。そして異物をキャッチすると過剰に反応してしまうのです。こうしてアレルギー反応を起こしてしまうのです。

どうしてこんなに過剰反応するのかと思われるかもしれませんが、それだけ未分解の蛋白質などの異物が体内に入るということは異常事態だということなんですね。だからアレルギー反応自体は、もうこれ以上同じ異物を入れないぞという体の正しい反応なのです。

だからアレルギーを抗アレルギー薬、抗ヒスタミン薬などで抑圧しても本当の解決にはならないのです。体内から異物を排出し血をきれいにしない限り、根本的な解決にはならないのです。そして異物を排出するには免疫を高めなければなりません。そのためにホメオパシーのレメディーで自己治癒力を触発し、免疫を高めることが助けになるのです。免疫が高まり排出が始まると高熱が出たり、下痢をしたり、汗をかいたり、急性症状が出てきますが、このとき症状を止めてしまうと元のもくあみというわけです。

学生：でもどうして未分解の蛋白質や異物が血中に入ってしまうのですか？

寅子先生：一つには予防接種の害が考えられます。ワクチンに入っている病原体は動物細胞で培養されますから、どうしてもワクチンには動物由来のさまざまな蛋白質が混入してしまいます。どんな動物が使われるかというと、ニワトリ、カエル、サル、ウサギ、イヌ、ウマ、ウシ、ヒツジなどです。

またワクチンにはその他さまざまな化学物質が含まれており、それらの大量の異物が一度に皮下注射で体内に直接的に入ってくると、免疫系が大混乱を起こします。そして抗体は作ったものの、異物を排泄することができないという状況が引き起こされます。そして慢性的な炎症反応によって、慢性的に血管が拡張し血管粘膜の透過性が亢進するために、そこから異物が血中に侵入しやすくなります。つまり未分解の蛋白質も血中に侵入しやすくなるというわけです。

そうすると前述したとおり、IgE 抗体が作られ、それらが口から入ると炎症反応を引き起こします。さらに、腸での炎症はその特定の異物を入れないための反応ですが、腸粘膜の透過性亢進によって、逆に腸からほかの異物が侵入しやすくなってしまうというリスクがあります。分散させていた警備員を一か所に集中させるとそこ以外の警備が手薄になるのと同じです。ただでさえワクチンで免疫が低下していますから、このリスクはより大きなものとなります。こうして未分解の蛋白質が腸を通して血中に侵入してしまうことがあります。そしてさらに免疫が低下してしまうと同時に、新しい異物に対するIgE抗体が作られ、それによって新たなアレルギーを生じ、さらにほかの未分解の蛋白質や異物が侵入しと坂道を転げるように、いろいろなものに対してアレルギーを示すようなってしまいます。

学生：ほかに原因は考えられますか？

寅子先生：そうですね。腸から異物は多少は体内に侵入していると思いますが、さきほど言った通常の免疫細胞が処理したり、定期的に発熱したりして急性症状が出ることで排泄できている部分があると思います。しかし、その急性症状を薬などで抑圧してしまうと、老廃物や異物などが排泄できない状態になってしまい、体内にそれらがたまってしまいます。こうして、それらがいつまでも体内に存在し続けるという状況になってしまい、やはりアレルギー体質になっていくということも考えられます。

学生：つまりアレルギーの原因としては、予防接種と症状の抑圧が考えられるということですね。

寅子先生：はい。もちろんそれだけではなく、たとえば母乳で育てないと母親のIgA抗体を子どもが受け取れないために腸から異物が侵入しやすくなるということもあるでしょうが、私の臨床経験から、その二つが大きな原因と考えられます。

学生：さきほどワクチンが免疫を向上させる証拠は皆無とおっしゃいましたが、ワクチンにはアジュバントと呼ばれる免疫増強剤が入っていると思います。これは免疫を高めているのではないのですか？

寅子先生：健康であればすみやかに異物は排出され、それに伴って抗体も減少していきます。したがって、ワクチンによって抗体を作らせ、それを何十年も永続的に存在させるためには、いかに免疫系を混乱させ免疫力を低下させるかがカギとなります。
そこで、水酸化アルミニウムなどの「アジュバント」と呼ばれる、免疫増強剤が添加されます。「免疫増強剤」と聞くと何か免疫力を向上させるものという印象をもちますが、実際は「抗体を作らせやすくするもの」という意味で、これは「抗体形成＝免疫獲得」という間違った前提に基づく名称です。「抗体を作らせやすくするもの」という意味では、それだけ免疫力を低下させるものであり、本来「免疫減退剤」と呼ぶべきものなのです。

学生：「ワクチンの害を知って予防接種は受けたくないが、子どものかかる病気も怖い。どうしたらよいのでしょう」といった質問を受けることがあるのですが…。

寅子先生：それについては、自分自身で判断してもらうしかありません。ただし、予防接種とは何なのか、ということに関する情報をもっていない段階では、正しい判断ができませんので、まずは情報収集することです。その一環として、ぜひ本書のほかに、『それでもあなたは新型インフルエンザワクチンを打ちますか?』もお読みいただければと思います。

次に、得た情報を吟味することです。たとえば、予防接種は病気を予防していると言われていますが、その実態はどうなのか、入手した情報を吟味して正しく理解する必要があります。一方、子どもが病気にかかることの意味は何なのかといったことを理解することも、予防接種の是非を判断するうえでとても重要です。

たとえば、ポリオは今では自然に感染して発症することはほとんどなく、逆に予防接種の副反応としてポリオを発症するケースがほとんどです。これは、ポリオのワクチンが生ワクチンであることと、抗生物質を含むため腸内細菌のバランスを崩し免疫が低下することによるものです。また感染症の流行があったとしても全員がかかるわけではありません。かかるからないかの違いや重症になるかどうかは、結局、免疫力の違いによります。ですから免疫力を高める方向で予防を考えることが健全だと思います。

大事なことは、マスメディアなどで歪められて報道されている健康情報を鵜呑みにせず、そもそも病気とは何なのかといった基本的なことから学んでいただくことが大切だと考えます。そうすることによって、病気の「予防」ということに対する考え方が変わってくるはずであり、予防接種の是非を問う以前に、そもそも病気の「予防」という観念自体が脳裏を去ってしまうということが起こりえないとも限りません。ともかくも、予防接種を受ける受けないの判断は、人に委ねるのではなく、自身が責任を持って行うことが最も大事です。もちろん、家族内で予防接種に対する見解が異なる場合は、家族内で話し合って決めなければなりません。そのうえで子どもに予防接種を受けさせると決まった場合、大事なことは、予防接種をすることに罪悪感をもたないことです。そして予防接種の害が気になる場合や、万一、予防接種を受けて副反応が出てしまった場合は、ホメオパシーでの対処をすればよいのです。

学生：予防接種に替わるもっと良い方法はありますか？

寅子先生：ホメオパシーにも予防方法はありますので検討する価値があります。これは予防したい感染症の病原体を希釈・振盪したノゾーズと言われるレメディーをとる方法です。たとえば、はしか予防には、はしかウイルスからつくられたレメディーをとります。詳細は拙著『ホメオパシーガイドブック⑥ホメオパシー的予防』をお読みください。そうしたレメディーをとったからといって、絶対にその感染症にかからないというわけではありません。かかる必要がある場合はかかります。ホメオパシーで感染症を予防できるかもしれないという考えは、ホメオパシーの創始者ハーネマンにもすでにありました。それは、病原体が感染する原因をあらかじめレメディーで取り除くことができれば、感染を防ぐことができるのではないかというものです。

ホメオパシーでは感染症はかかる要素があるからかかるのであり、もしかかりたくなければ、日々、体に毒物を入れないような食生活、老廃物をため込まない生活習慣を取り入れることです。また、発熱や発疹が出た場合は、薬で抑えず熱や発疹を出しきり、体をきれいな状態にしておくことです。

ちなみにホメオパシー的予防の有効性は、キューバの国家プロジェクトの結果でも証明されています（Bracho G, Varela E, Fernandez R, Ordaz B, Marzoa N,Menendez J, Garcia L, Gilling E, Leyva R, Rufin R, de la Torre R, SolisRL, Batista N, Borrero R, Campa C. Large-scale application of highlydiluted bacteria for Leptospirosis epidemic control. Homeopathy.,2010；99：156-166)。この論文には、レプトスピラ症を防ぐのにホメオパシー治療が多大な影響があったことが記録されています。

ホメオパシーがキューバに初めて導入されたのは１８４２年ですが、１９９２年に再導入されました。１９９０年代にキューバの保険省は、従来の西洋医学に、ハーブ医学、中医学、ホメオパシー、バイオエネルギー医学などの自然療法や代替医療を統合させ、それ以来、特にホメオパシーの発展に力を注いできています。

毎年、キューバではハリケーンにより地方が洪水に見舞われ、水汚染が高まる時期にレプトスピラ症が流行し、その対策として、２００７年まではキューバの保険省は現代医学によるレプトスピラのワクチンを配給していましたが、２００７年８月から、３つの州の全人口２５０万人に、ホメオパシーの予防ノゾーズ（レプトスピラ菌を希釈・振盪してレメディーにしたもの）に精神的な苦悩を和らげるバッチフラワーレメディーを加えたものを投与してきました。２週間の間隔で、１人２回投与（つまり５００万回の投与）。費用は現代医学の予防接種の３００万米ドルに比べて、たったの20万米ドル。ワクチンが使われていたときも感染者は毎年増加し、何千人という単位でしたが、２００７年８月からたった２週間で、感染者の数が０～10人になり、死亡者数は０人。２００８年には死亡者数０人、感染者数も毎月10人以下となりました。

このキューバでのワクチンの代わりにホメオパシーのレメディーを使った成果によって、予防医学の歴史が変わるだろうと言われています。

※編集部

著者の由井寅子氏の意向で、本書は増刷せず絶版にする予定でした。しかし少なからぬ読者からの励ましや嘆願書が届くにいたって、編集部として再検討せざるを得ない状況となり、著者と３回にわたって話し合うなかで今回は絶版にせず増刷するということで合意にいたりました。なお、今回増刷するにあたって、読者からの質問が一番多い抗体に関することを含め免疫に関して、読者を代表してカレッジ・オブ・ホリスティック・ホメオパシー（CHhom）の学生に著者へのインタビューを行ってもらい、そのやりとりをまとめたものを「付録」として収録することにしました。

参考図書

『発達障害へのホメオパシー的アプローチ――発達障害の子どもたちを治癒に導く方法論と症例集』由井寅子著（ホメオパシー出版）

由井寅子のホメオパシー的生き方シリーズ第二弾。多動や自閉など、いまや多くの子ども・青少年が問題を抱えています。本書では、その原因を明らかにすると共に、典型的な発達障害の症例に対して有益であったホメオパシー的アプローチを公開した貴重な本です。

『予防接種は果たして有効か？』トレバー・ガン著（ホメオパシー出版）

これは本当に大切なメッセージが入っているすばらしい本ですので、どうか皆さん、読んでください。２００３年に発行したとき、この本をさまざまなメディア、ジャーナリスト、著名人などに向けて約１０００部配本しました。しかし、残念ながら反応はゼロでした。読まずに捨てられたのかもしれません。でも、読んで少しでも予防接種に疑問をもってくれる人が一握りでもいれば、その人を通じて何かが変わるきっかけになると信じています。いまでも希望があれば、全国の図書館や、予防接種に疑問をもって調査・発信をしている団体・

個人などに無料配布を続けていますので、ホメオパシー出版までご連絡ください。

『それでもあなたは新型インフルエンザワクチンを打ちますか？　――常識を覆すインフルエンザ論！　インフルエンザはありがたい！』由井寅子著（ホメオパシー出版）

由井寅子ホメオパシー博士が、常識を覆すインフルエンザ論を次々と展開。数千万人が死んだスペインかぜの知られざる事実からインフルエンザにまつわる歴史、輸入ワクチンの危険性、ホメオパシー的免疫論、対処方法、病原体の意義など興味深い内容になっています。新型インフルエンザワクチンを打つか打たないかは、すべての人の健康にかかわる問題。とりわけ、お子さんをもつすべてのお母さんには是非、読んでいただきたい一冊です。

『ワクチノーシス――ワクチン病（予防接種病）のスーヤによる治療とホメオパシーによる病気の予防法について』J・コンプトン・バーネット著／由井寅子監訳（ホメオパシー出版）

本書は、種痘ワクチンによる健康被害を冷静に分析し、ホメオパシーによる治療（レメディー「スーヤ」を用いた治療）の有効性を明解に主張した古典的名著です。多くの症例が「観察記録」として、きわめて具体的に解説されているため、今日においても大いに示唆に富む内容です。予防接種による健康被害に関心をもつ方、ホメオパシー医学の基本的な考え方に接したいと思われる方は、ぜひご一読ください。

『発達障害の子どもたち―ホメオパシーで治癒可能な身体的・知的発達の遅れた子どもたち』J・コンプトン・バーネット著／由井寅子監訳（ホメオパシー出版）

本書は、ホメオパシー医学の古典的名著であり、現代に生きるわれわれに大きな示唆を与えてくれる治癒症例集です。１００年前に、子どもたちの「発達障害」に予防接種が深く関与していることを見抜き、警告するとともに、ホメオパシー療法によってみごとに子どもたちを治癒に導いた医師の遺した財産とも呼べる1冊。弊社既刊『ワクチノーシス（ワクチン病）』の続編に当たりますので、併読をおすすめします。

『由井寅子のホメオパシー入門』由井寅子著（ホメオパシー出版）

本書は、面白い、わかりやすいと定評のあるとらこ先生の一般向け講演を収録したホメオパシー入門書です。話し言葉ですから読みやすいうえ、イラストも豊富、Ｂ６判というサイズも便利です。ホメオパシーの基礎（五大原理）があっという間に理解できる、ホメオパシー入門ガイドの決定版です。

『由井寅子の予防接種と医原病入門』由井寅子著（ホメオパシー出版）

本書は、とらこ先生のホメオパシーキッズ・トラウマ基礎セミナーから予防接種部分を収録した、予防接種と医原病の入門書です。先進気鋭のホメオパスとらこ先生が、ホメオパシー理論と臨床ケースを駆使して予防接種と医原病の秘密に迫り、警鐘を打ち鳴らしています。予防接種とは何なのかを根本的に考えさせられる衝撃の講演録です。

『ホメオパシーガイドブック⑥ホメオパシー的予防』由井寅子著（ホメオパシー出版）

予防接種の神話は意図的につくられたもので、事実と異なることが知られています。一方、ホメオパシーでは、レメディーを使って子どものかかる病気や感染症から安全に予防する方法が知られています。本書では、ホメオパシーとその医原病への応用では世界でも第一人者のとらこ先生が、ホメオパシー的予防の理論と実践について詳しく解説し、子どものかかる病気の具体的な予防プログラムを提示しています。子どもの予防接種について悩んでいる方には、特におすすめの一冊です。

『健康な子ども』クレメンティーナ・ラブフェッティ著／由井寅子監修（ホメオパシー出版）

子どものホメオパシーの本に関しては、女性ホメオパスが書いたもののほうが、男性ホメオパスのそれよりも遙かに力量を感じさせるものが多いです。この本もその例に漏れず、女性ならではの繊細さと子どもたちの健康を真剣に願う母親の気持ちが、正しい理解と洞察へと導いているように感じます。ホメオパシーを中心に、自然療法を子どものために活用するための総合的な健康ガイドです。

『アメリカの毒を食らう人たち――自閉症、先天異常、乳癌がなぜ急増しているのか』
シュワルツ＝ノーベル，ロレッタ著（東洋経済新報社）

『Spiritual Bioenergetics of Homoeopathic Materia Medica』Yubraj Sharma
Academy of Light Ltd.,United Kingdom,2004

ＲＡＨ－ＵＫ体験談
ホメオパシーの体験談は、以下のＵＲＬに豊富に紹介されています。
http://www.rah-uk.com/

著者プロフィール

由井寅子（ゆい・とらこ）

Ph.D.Hom（ホメオパシー名誉博士）、ＦＨＭＡ（ＨＭＡ名誉会員）ＭＨＭＡ（ＨＭＡ認定ホメオパス）、ＭＡＲＨ（ＡＲＨ認定ホメオパス）、ＦＣＰＨ（ＣＰＨ名誉会員）、ＪＰＨＭＡ会長、ＲＡＨ学長、**D.C.Hom**（クリニカルホメオパス）

１９５３年愛媛県生まれ。仕事で海外を駆け巡るなか、33歳のとき潰瘍性大腸炎を患う。まさに万策尽きたとき、ホメオパシーとの運命的な出会いがあり、レメディーで劇的に改善した体験をもつ。自分を救ってくれたホメオパシーを学びたいという思いから、英国のホメオパシーカレッジに入学、大学院まで5年間学ぶ。

その後、日本人初の英国ホメオパシー医学協会（ＨＭＡ）認定ホメオパスとなり、英国で由井ホメオパシークリニックを開設、ホメオパスとしての活動を開始する。しかし、日本にもホメオパシーがぜひとも必要であると考え、１９９７年4月に、日本初のホメオパシースクール、ＨＭＡ認定のロイヤル・アカデミー・オブ・ホメオパシー（ＲＡＨ）を創設、教育と普及に全力を注ぎ始める。

２０００年4月には、これまでの功績が高く評価され、ＨＭＡ名誉会員となる。２００１年5月、インターナショナル・メディカル・ユニバーシティー（ＩＭＵ）から国際法に基づいたホメオパシー博士の学位を取得。２００７年8月、医原病への革新的なホメオパシーアプローチで世界的に評価が高まるなか、Registraion Consulof Homeopathy ＵＫ主催第3回ドバイ国際コンファレンスで発表、世界に衝撃が走る。このとき、同団体から「ホメオパシー修士号」が、さらに「三次元処方」をはじめとするこれまでの実績が高く評価され Pioneer University から「ホメオパシー名誉博士号」の学位が授与される。また、The Hahnemann Collegeof Homeopathy からは、Post Graduate Diplomain Homeopathy が授与される。２００９年４月、ベルギーで開催されたホメオパシー国際教育シンポジウムにおいて、日本代表として参加、「医原病へのホメオパシー的アプローチと教育システム」を発表。また、同時開催されたホメオパシー国際評議会（ＩＣＨ）総会にＪＰＨＭＡ代表として出席し、２０１１年のＩＣＨ総会＆第一回国際カンファレンスの日本開催を提案し、満場一致で日本開催が正式決定する。

由井寅子の主な講演

1996年7月　自然治癒力の会主催で講演。
1996年11月　ホリスティック医学協会主催で、東京医科大学にて講演。
1997年11月　ホリスティック医学協会・九州支部主催で講演。
1998年7月　九州大学医学部にて、英国ヒリオス社社長のモーガン氏とジョイント講演。
1998年11月　国会議事堂内で国会議員の方々を前に、初のホメオパシー講演。
1999年3月　株式会社東芝にて講演。
2000年5月　第一回日本ホメオパシー医学大会でケースを発表（以後、毎年発表）。
2000年5月　第六回日本癌コンベンションにて、癌のケースを発表。
2000年7月　聖マリアンナ医科大学にて講演。
2000年11月　大阪千里・阪急デパートにてイベント講演。
2000年12月　英国学術誌『ホメオパシー・インターナショナル・ジャーナル』に発表論文が掲載される。
2002年10月　HMAコンファレンスで日本におけるホメオパシーの現状「医原病とホメオパシー」を発表。
2003年11月　HMAコンファレンスで「ヤロトジェニックマヤズムがある慢性疾患を治癒するための三つの方法論」を発表。
2003年11月　英国婦人会で講演。
2004年2月　社団法人日本助産師会東京都支部で講演。

2004年11月　長野県助産師協会・松筑支部で鴨原助産師ホメオパスとともにバース講演。

2005年8月　大阪府助産師会・助産所部会で鴨原助産師ホメオパスとともにバース講演。

2005年12月　第1回癒しフェアで講演。以後毎年講演。

2006年9月　第47回日本人間ドック学会学術大会で「真の予防医学とホメオパシー」を発表。また「自己免疫疾患と医原病」を発表。癌、アトピー、自閉症などの症例で、ホメオパシーによる改善例を発表。

2007年2月　英国学術誌『ホメオパシー・インターナショナル・ジャーナル』にウェスト症候群のケース論文が掲載される。

2007年3月　第1回ホメオパシー医学国際シンポジウムにて「ワクチン病のホメオパシーでの克服の症例」を発表。以後毎年発表。

2007年8月　Registraion Consul of Homeopathy UK主催第3回ドバイ国際コンファレンスで世界のトップホメオパスとともに「予防接種と医原病」を発表。

2007年10月　ハイデルベルグにて、ホメオパシー国際評議会理事会に日本ホメオパシー医学協会会長として参加、日本での10年の歩みについて発表する。

2008年9月　英国認定ホメオパス連合コンファレンスにて発表。

2010年3月　ドイツでの第2回ドイツホメオパシー小児コングレスで「自閉・多動など発達障害のホメオパシー治癒事例」を発表。

2011年2月　統合医療展特別講演にて「ホメオパシーの真実　その安全性と有効性」を発表。

2011年3月　第3回日本ホメオパシー医学国際シンポジウムにて発表。

2011年3月　統合厚生シンポジウムいのちのための東西融合にて「ホメオパシーの有効性と治

癒事例」を発表。

主な著書

『ホメオパシーガイドブック①ホメオパシーｉｎ Ｊａｐａｎ』『ホメオパシーガイドブック②バース（出産）』『ホメオパシーガイドブック③キッズ・トラウマ』『ホメオパシーガイドブック⑤バイタル・エレメント』『ホメオパシーガイドブック⑥ホメオパシー的予防』『由井寅子のホメオパシー入門』『由井寅子の予防接種と医原病入門』『心と体を癒すホメオパシー』『インナーチャイルドが叫んでる！』『愛じゃ！　人生をかけて人を愛するのじゃ！』『それでもあなたは新型インフルエンザワクチンを打ちますか？』『とらこ先生通信』『症状はありがたい！』（以上、ホメオパシー出版刊）、『看護のための最新医学講座（全36巻）』第33巻『代替医療』の中の「ホメオパシー」を執筆（中山書店刊）

予防接種トンデモ論

2008年7月25日　初版第一刷発行
2011年4月　1日　初版第四刷発行

著　者　由井寅子
装　幀　中村吉則
発行所　ホメオパシー出版（株）
〒154-0001 東京都世田谷区池尻２－３０－１４
電話：03-5779-8021　　FAX：03-5779-8022
URL　http://www.homoeopathy-books.co.jp/
E-mail　info@homoeopathy-books.co.jp

Printed in Japan.
ISBN978-4-86347-001-9　C2077
落丁・乱丁本は、お取り替えいたします。